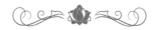

《中国公民中医养生保健素养》

解 读

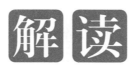

主 编◎何清湖

U0346478

中国中医药出版社

·北 京·

图书在版编目（CIP）数据

《中国公民中医养生保健素养》解读 / 何清湖主编 . —北京：
中国中医药出版社，2016.1（2023.3重印）

ISBN 978-7-5132-3022-3

Ⅰ . ①中… Ⅱ . ①何… Ⅲ . ①养生（中医）– 基本知识
Ⅳ . ① R212

中国版本图书馆 CIP 数据核字（2015）第 312996 号

中 国 中 医 药 出 版 社 出 版
北京经济技术开发区科创十三街 31 号院二区 8 号楼
邮政编码　100176
传真　010-64405721
廊坊市祥丰印刷有限公司印刷
各地新华书店经销

*

开本 710×1000　1/16　印张 11.25　字数 106 千字
2016 年 1 月第 1 版　2023 年 3 月第 5 次印刷
书号　ISBN 978-7-5132-3022 -3

*

定价　39.00 元
网址　www.cptcm.com

如有印装质量问题请与本社出版部调换（010-64405510）
版权专有　侵权必究

服务热线　010-64405510
购书热线　010-89535836
微信服务号　zgzyycbs
微商城网址　https://kdt.im/LIdUGr
官方微博　http://e.weibo.com/cptcm
天猫旗舰店网址　https://zgzyycbs.tmall.com

编委会名单

主　编　何清湖

副主编　陈　洪　刘朝圣

委　员　（以姓氏笔画为序）

刘仙菊　刘朝圣　刘慧萍　孙相如　何清湖

张国民　张佳莉　张婉妮　陈　洪　赵建业

贺慧娥　郭军华　彭丽丽

　　以"治未病"为核心理念的中医药养生理论和方法是中华民族独特的健康文化，几千年来在保障国民的繁衍生息和身心健康中发挥着独特的作用。随着当代健康观念和医学模式的转变以及医疗目的的调整，中医"治未病"的理念生机焕发，中医预防保健受到了前所未有的关注。目前，由于中医养生保健知识尚未得到全面普及，一些流传甚广的错误养生理念和方法常常误导民众，甚至危害大众健康。为提高我国公民的中医养生保健素养，普及中医养生保健基本理念、知识和技能，提高公民增进和维护健康的能力，国家中医药管理局与国家卫生计生委组织专家，历时两年，经反复研究，数易其稿，制定出了《中国公民中医养生保健素养》，于 2014 年 5 月通过第 15 号公告予以发布。

　　《中国公民中医养生保健素养》共计 42 条，围绕中医养生的四大基石——情志、起居、饮食、运动，分为基本理念和知识、健康生活方式与行为、常用养生保健内容、常用养生保健简易方法四个部分，简明扼要地介绍了适于公民掌握的中医药基本知识、理念、技能和方法，其编制遵循科学性、通俗性和实用性三大原则，强调内容上符合科学常识和中医医理，表达上能让不同文化层次的民众都能认知、理解和掌握，应用上能对民众的养生实践起指导作用，适合于高中及以上文化程度的民众阅读和掌握。

为了更为系统、全面、深入地向广大民众阐释中医药养生保健知识的丰富内涵，专家组经进一步研究，编写了《〈中国公民中医养生保健素养〉解读》，力求结合民众的日常生活习惯、常见疾病以及强身健体的普遍需求，针对每一条保健内容进行深入浅出的解读，提出了众多简单易行且具实效的中医药保健知识和方法。本书既严格按照《中国公民中医养生保健素养》的指导进行编写，又在其基础上进行了全面补充和拓展，在操作性、实用性方面得到了较大的提升，有利于更好地为广大民众的健康服务。

编委会秉着严谨、认真、负责的态度，在本书的编写过程中进行了多番研究、论证和修改。虽然我们做出了不懈的努力，但是由于编者的学识和能力有限，仍难免存在不足和疏漏之处，恳请广大读者谅解并指正！

何清湖

2015 年 10 月

目
录

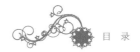

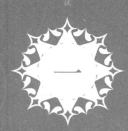

《中国公民中医养生保健素养》解读

一

基本理念和知识

（一）中医养生保健，是指在中医理论指导下，通过各种方法达到增强体质、预防疾病、延年益寿目的的保健活动。

中医学作为以人体健康为中心的生命科学，其研究和服务的对象不仅包括患者，还包括健康和亚健康人群。中医养生保健就是在中医学理论的科学指导下，采取正确的预防、康复措施，增进人体健康，提高生命质量，从而达到延年益寿的目的。

研究表明，人类的自然寿命（即寿命的极限）应该达到100岁以上，而在实际生活中，由于遗传、环境、生活水平、生活方式等因素的影响，促使了疾病和早衰的发生，甚至直接引起死亡，使人的实际寿命远远低于自然寿命。事实上，个体的健康乃至寿命长短，不仅取决于先天的遗传因素，还与后天的生活环境以及自我心身调养的水平息息相关。因此，我们必须掌握科学的养生保健方法，主动采取措施保养生命、增强体质、预防疾病，防止早衰和夭折，从而尽可能接近并达到自然寿命。

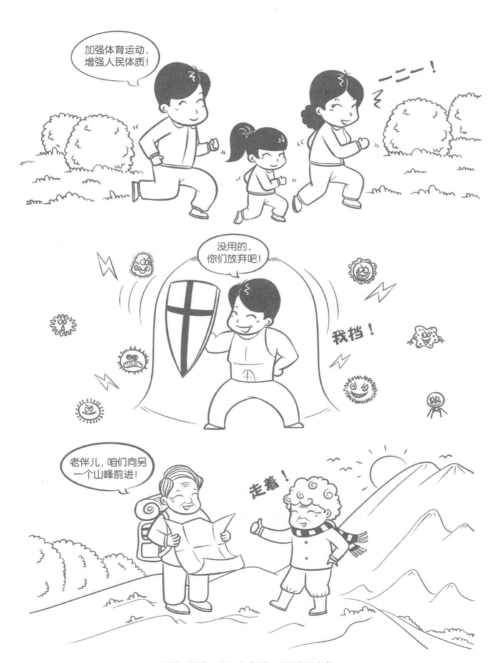

增强体质、预防疾病、延年益寿。

（二）中医养生的理念是顺应自然、阴阳平衡、因人而异。

"顺应自然"是中医学中"天人相应"整体观的具体体现，"天"，指自然界；"相应"，即自然界的变化影响人体时，人体发生与之相适应的反应，比如夜间天凉，我们会自觉加衣，南方潮湿多雨则人们多喜好吃辣。人类作为自然界的一员，只有尊重并适应自然变化的规律，才能与大自然保持高度的和谐、统一，从而获得源源不断的生命活力。自然界四季气候的变化、昼夜晨昏的交替、地域分布的差异等，都会对人体的生理和病理产生直接的影响。因此，人的精神、起居、饮食、运动和防病都要因时、因地而变化，从而达到人体内环境与外环境相适应的目的，这就是中医所讲的"四时调摄""四季养生"。

"阴阳平衡"是人体健康的标志，是维持生命活动的基础，若阴阳失去平衡，就会发生疾病。中医一切医疗活动的目的都是为了维持和恢复阴阳平衡，这就是中医所说的"调和"。"调和气血""调和五脏""调和营卫"，其目的就是保障人体各个组成部分在功能上相互协调、相互为用，从而维持机体内环境的稳定，适应外界环境的变化，减少疾病的发生。比如，体质虚寒的人由于体内阴盛阳衰，就会出现手脚冰凉、畏寒喜热、喜静少动、腹痛、腹泻等阳虚症状，可以通过温补、温灸、锻炼

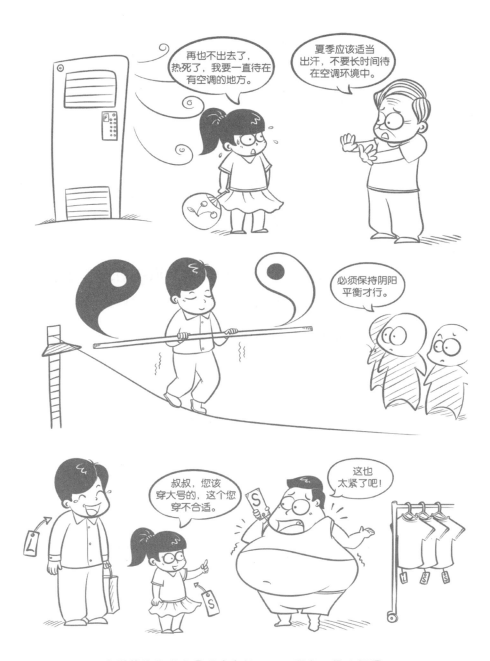

中医养生的理念是顺应自然、阴阳平衡、因人而异。

等方式提振阳气，恢复阴阳平衡的健康状态。

"因人而异"是指在中医养生保健过程中，要根据不同人群的体质类型以及人在婴儿、儿童、青少年、成年、中老年等不同阶段的体质差异，包括不同个体所处的自然、社会环境，来制订个性化的防治原则和保健方法。比如，在一般情况下，春夏之季多用寒凉药，秋冬之季则多用温热药。然而，对于阴虚体质的患者，即便是寒冬腊月，亦可以服用麦冬、沙参、西洋参、百合、生地黄、玄参、胖大海等凉润滋阴之药来促使病情好转，而对于阳虚体质的患者，应慎用寒凉药物，平日还要多吃羊肉、狗肉、韭菜等食物来温补阳气，即便是炎炎夏日，也要少吃生冷、寒凉食物，切不可贪凉。

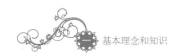

（三）情志、饮食、起居、运动是中医养生的四大基石。

养生保健内容丰富、方法多样，最为核心的内容包括平和的心态、均衡的营养、合理的起居、适量的运动四个方面，而中医养生正是将情志、饮食、起居、运动视为个体保健的四大基石。

情志，指人的情绪、情感。积极的情绪、情感对健康有着极其重要的作用。超出人体生理和心理适应能力的情绪，不仅可以导致疾病的发生，还会使已有疾病加重、恶化，不利于疾病的预防和康复。生活中长寿的人大多性格开朗、乐观，情绪稳定，精神愉悦，而急躁、焦虑、忧郁和愤怒等不良情绪往往成为健康乃至生命的隐形杀手。

合理的饮食不仅可以提供生命所需的能量，还可以补益人体的精、气、神，保障机体功能的协调平衡，达到强健体魄、益寿延年的目的。饮食不当会损伤脾胃、耗损正气，引发机体的各种疾病和早衰。因此，我们的饮食要做到结构合理、五味调和、饥饱得当、寒温适宜、定时定量、安全卫生。

起居调摄是指顺应自然界的变化规律，妥善处理生活细节，保持良好的工作、学习和生活习惯，做到起居规律、劳逸结合。注意睡眠卫生，做到定时睡眠，避免熬夜和久卧。注重居室卫生，营造清洁、宁静、放松的居住环境。适当地穿衣，季节变换之时或遇异常气候，要根据自己的体质特点恰当地增减衣物。

运动养生是指运用各种器械或者徒手的运动方式来锻炼身体，从而达到增强体质、愉悦心情、延年益寿的目的。运动养生要选取适宜的时间，要遵循动静有度、持之以恒、因人而异的原则。无论是太极拳、八段锦、五禽戏等传统保健运动，还是跑步、打球、骑自行车等现代运动，只要选适合自己身心状况的运动项目，并坚持不懈地锻炼，都将对身体健康大有裨益。

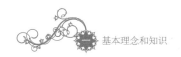
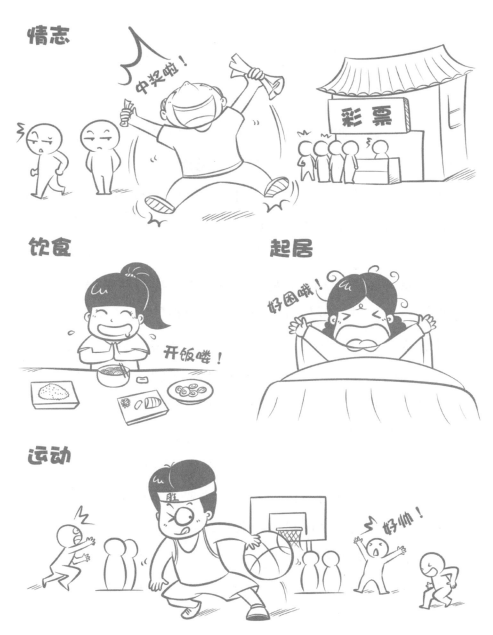

情志、饮食、起居、运动是中医养生的四大基石。

（四）中医养生保健强调全面保养、调理，从青少年做起，持之以恒。

全面保养、调理，是要求我们在养生保健过程中要有整体观念。人体是一个统一的有机体，无论哪一个环节发生障碍，都会影响整个生命活动的正常进行。因此，养生必须注意到生命活动的各个环节，考虑到影响健康的各种因素，综合顺时保养、起居保养、饮食调节、情志调节、形体运动、药物养生、针灸推拿等多种方式，对身体进行全面调养。养生保健要避免走偏路、走极端，譬如有人认为"补即是养"，于是大吃补药、补品，有人认为"不可劳形"，于是一味静养、贪图安逸，有人认为"动则不衰"，于是超负荷运动等，这些都是过偏的表现，非但对健康无益，还会致使身体失调，甚至生病。

养生保健不是一朝一夕、一劳永逸的事情，也不可能有立竿见影的效果，它必须贯穿个体生命发展的全过程。我们只有持之以恒地运用适合自己的养生方法来保养身体，才能真正地改善体质，达到养生的目的。对于正处于生长发育期的青少年而言，很有必要掌握一些养生保健的方法，养成有益于健康的生活方式和行为习惯，提高自我保健和疾病防治能力，从而练就强健的体魄和良好的抗压能力，为未来的生活打下坚实的基础。

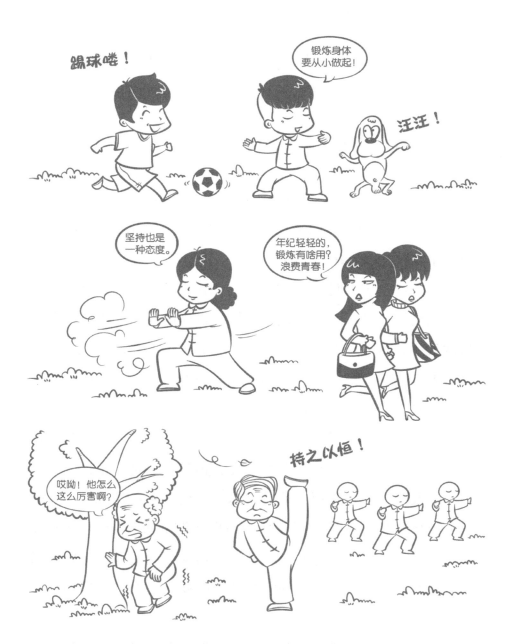

养生保健不是一朝一夕的事情，它必须贯穿个体生命发展的全过程。

（五）中医治未病思想涵盖健康与疾病的全程，主要包括三个阶段：一是"未病先防"，预防疾病的发生；二是"既病防变"，防止疾病的发展；三是"瘥后防复"，防止疾病的复发。

"治未病"一词最早见于中医经典《黄帝内经》。随着社会的发展进步，中医"治未病"的内涵也在不断地丰富和发展，目前主要包括以下几个方面：

"未病先防"，即在未患病之前积极地预防，通过情志、起居、饮食、运动等方面的调摄，提高机体的免疫能力，避免疾病的发生，这是医学的最高目标。我们常说的亚健康状态，即是"未病先防"的关键期，如果此时采取科学、有效的保养手段，则有可能恢复到健康状态，而任其发展则会转化为疾病。

"既病防变"，是在疾病尚无明显症状之前就采取措施，通过观察，掌握某些疾病出现的前兆，做到早发现、早诊断、早治疗，及时把疾病消灭在萌芽状态，从而避免小病成大病、轻病成重病。"扁鹊见蔡桓公"的故事向我们生动地展示了疾病发展的过程以及延误治疗所带来的严重后果，因此我们一定要增加健康常识，尽早发现疾病信号并及时就医，切不可因讳疾忌医而酿成大祸。

"瘥后防复"，是在疾病初愈、机体功能尚未完全恢复的时

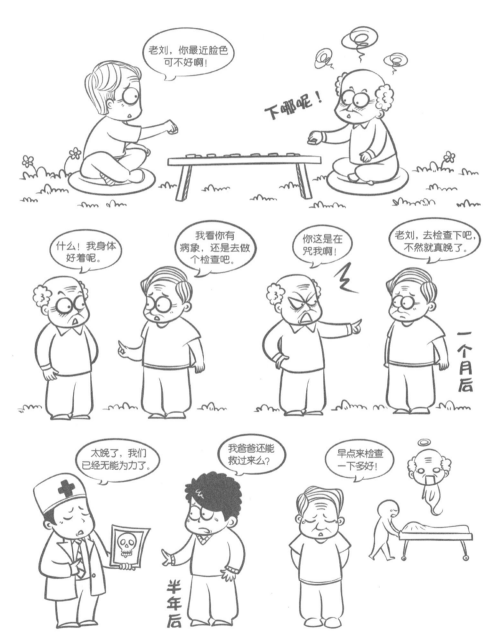

早发现、早诊断、早治疗，及时把疾病消灭在萌芽状态。

候，或者在疾病尚未发作的稳定期或间歇期，采取巩固性治疗或预防性措施，防止疾病的复发。比如哮喘，可以通过夏季的"三伏贴"来预防冬季的复发或加重。而对于皮肤病、呼吸道疾病、妇科炎症等容易复发的疾病，愈后要忌食或慎食鸡肉、鸡蛋、虾、蟹、牛肉、狗肉、竹笋、鱼等发物。

（六）中药保健是利用中药天然的偏性调理人体气血阴阳的盛衰。服用中药应注意年龄、体质、季节的差异。

中药保健就是利用中药寒、热、温、凉"四气"和酸、苦、甘、辛、咸"五味"的偏性，来调理、纠正人体气血阴阳的失衡。"热者寒之""寒者热之""酸能养肝""苦能祛火""甘能和胃"等，体现的就是中药保健的妙处。

中药保健虽好，但并非人人适合、时时合适。俗话说："少年进补，老来吃苦。"说的是人在年轻时要忌服过多的补品。由于青少年生机旺盛，气血未充，脏腑娇嫩，病情的寒、热、虚、实变化较快，在疾病的治疗和调理过程中要少用补益药物，以防病邪留滞体内。而且，药物能在体内产生耐受性，从小吃补药，等老了真正需要进补时就已经不能达到补益作用了。另外，服用中药还要注意不同年龄的人出现同样的症状，往往需要采用不同的药物来进行调治。比如"上火"，儿童可能是"肺热不宣"，年轻人可能是"肝火旺盛"，中年人可能是"胃火炽热"，老年人则可能是"虚火上炎"，这些都必须仔细辨证、对证下药。

中药的偏性决定了不同体质的人需要选用不同的中药来养生保健，否则可能适得其反。我们常用菊花、金银花、夏枯草等中药来冲泡凉茶，这些药物大多具有寒凉之性，是清热祛火的良药，适合经常面红目赤、牙龈肿痛、口腔溃疡的温热体质的人食用。但是，对于面色偏白、手脚冰凉、大便较稀的寒凉体质的人而言，过多饮用凉茶则可能进一步耗损人体的阳气，产生并加剧阳虚的症状。

　　服食中药不仅要看个人体质，还要抓住用药的时机。常言道"晚上吃姜犹如吃砒霜"，对于热性体质的人来说，晚上吃姜确实危害很大，但是对于寒性体质，尤其是虚寒体质的人，此时服用生姜却是一剂良药。又如"冬吃萝卜夏吃姜，不用郎中开药方"，冬天阳气潜伏于体内，日久就会郁结化热，所以冬天吃些萝卜可以消食祛痰，缓解体内阳气的郁结；而夏天人们习惯于夜间贪凉、食用寒凉食物，所以容易产生暑湿，影响脾胃功能，这时吃点姜则有助于解毒杀菌、散寒解表、开胃止呕，能有效地防治胃肠道疾病。

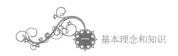

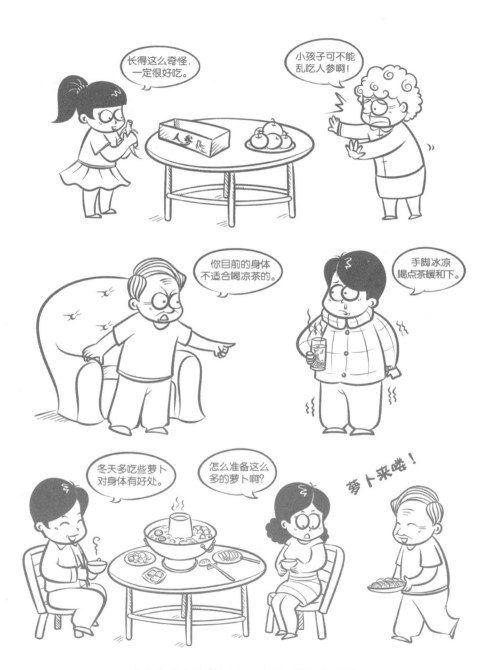

服用中药应注意年龄、体质、季节的差异。

（七）药食同源。常用药食两用的中药有：蜂蜜、山药、莲子、大枣、龙眼肉、枸杞子、核桃仁、茯苓、生姜、菊花、绿豆、芝麻、大蒜、花椒、山楂等。

中医自古就有"药食同源"的理论，古代医家认为许多食物既是食物也是药物，并将中药的"四气""五味"理论运用到食物当中，认为每种食物都具有"四气""五味"。下面介绍 15 种日常生活中常见的药食两用的中药。

1. 蜂蜜

味甘，性平，归肺、脾、大肠经。具有补中益气、滋阴润燥、缓急止痛、抗菌解毒的功效。常用于治疗脾胃虚弱所致的疼痛，肺虚肺燥所致的干咳、咽干，以及肠燥所致的便秘，亦可外用消炎抗菌，治疗疮疡、水火烫伤。

冬季皮肤干燥，可用少许蜂蜜加水调和后涂于皮肤，代替防裂膏使用。痘痘、疮疡等长期瘙痒或者结痂后迟迟不落，可用蜂蜜涂于患处，有助于加速疮痂掉落并淡化瘢痕。每天早晨、中午、晚上用温开水冲服蜂蜜，可以缓解咳嗽和便秘。

体内湿气较重、腹部胀满以及腹泻者不宜食用蜂蜜。

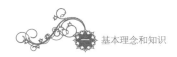

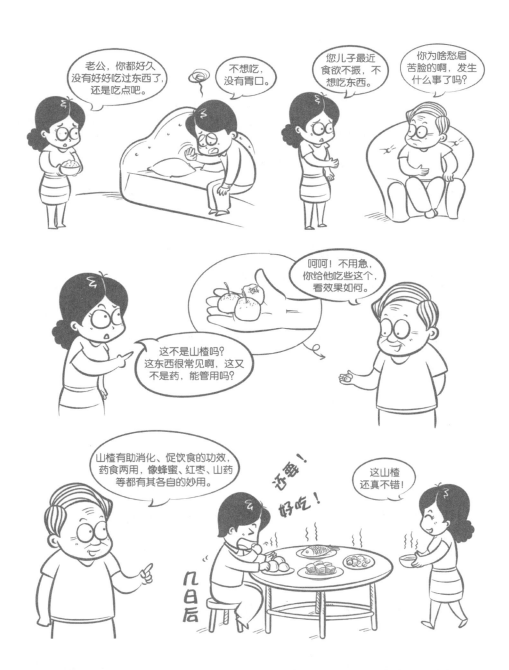

中医自古就有"药食同源"的理论，古代医家认为许多食物既是食物，也是药物。

2. 山药

味甘，性平，归脾、肺、肾经。具有补脾养胃、生津益肺、补肾固精的功效。常用于治疗脾胃虚弱所致的食欲不振、大便稀溏，肺气虚弱所致的喘咳，肾气虚弱、肾阳失调所致的遗精、尿频，脾肾两虚所致的带下、白浊，以及阴虚所致的消渴证。

取茯苓 5 克，山药 3 克，花茶 3 克，用 250 毫升开水冲泡后饮用，可以健脾补肾，治疗尿频、尿不尽。

取山药 5 克，党参 3 克，白术 3 克，花茶 3 克，用前三味药的煎煮液 350 毫升泡茶饮用，可以健脾益气，治疗食欲不振、消化不良。

体内有邪气入侵，为实证时，不宜食用山药。

3. 莲子

味甘、涩，性平，归脾、肾、心经。具有补脾止泻、益肾固精、养心安神的功效。常用于治疗脾胃虚弱所致的长期腹泻，脾肾虚弱所致的遗精和带下病，以及心气虚弱、心阳失调所致的心悸、失眠。

取莲子心 3 克，用开水冲泡后饮用，可以缓解高血压以及头痛、心悸、失眠等症状。

取薏苡仁、山药和莲子各 30 克，用文火熬成粥，早晚服

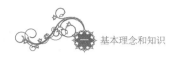

用，可以健脾益气，治疗体内湿盛、带下病等。

腹胀及便秘者不宜食用莲子。

4. 大枣

味甘，性温，归脾、胃经。具有补益中气、养血安神、缓和药性的功效。常用于治疗脾胃虚弱所致的食欲不振、大便稀溏，气血虚弱所致的面色萎黄、毛发无泽、体虚乏力，以及女性孕期、产后、更年期出现的精神抑郁、烦躁不宁、喜怒无常等情志疾病。

取红糖 50 克，生姜 20 克，大枣 10 枚，将红糖、大枣加水煮沸 20 分钟后，放入生姜，再煮 5 分钟即可饮用，可以温经活血，缓解痛经症状。

取炙甘草 12 克，小麦 18 克，大枣 9 枚，用文火煎煮，取前、后两次的煎煮液混匀后早晚服用，可以养心安神，缓解妇女更年期综合征。

体内湿痰阻滞、消化不良以及患有牙病、虫病者不宜食用大枣。

5. 龙眼肉

俗称桂圆，味甘，性温，归心、脾经。具有补益心脾、滋补气血、养心安神的功效。常用于治疗久病所致的体虚瘦弱，气血不足所致的面色萎黄或苍白、倦怠乏力、气短、自汗，以

21

及思虑过度、心脾劳伤所致的失眠、健忘、心悸、怔忡。

取枸杞子5克，龙眼肉3克，绿茶3克，冰糖10克，用前两味药的煎煮液300毫升泡茶，加冰糖饮用，可以滋肾补心，治疗心悸、失眠、多梦等症状。

取一年内的嫩母鸡1只（约1250克），配以龙眼肉15克，荔枝肉15克，红枣20克，莲子肉15克，枸杞子15克，薏苡仁100克，加盐、胡椒粉等调料蒸煮约2小时，待鸡肉软烂即可食用，适用于气血两虚、面色苍白以及病后、产后体虚的调养。

体内有痰湿阻滞以及火气旺盛者不宜食用龙眼肉。

6. 枸杞子

味甘，性平，归肝、肾经。具有滋补肝肾、益精明目、延年益寿的功效。常用于治疗身体劳损、精血不足所致的视力减退、内障目昏、头晕目眩、腰膝酸软、遗精滑泄、失眠多梦，以及耳聋、牙齿松动、须发早白等早衰症，肝肾阴虚所致的潮热盗汗、消渴等。

取枸杞子50克，羊腿1公斤，清汤2升，加葱段、姜片等配料，用文火炖煮约1～1.5小时，待羊肉熟烂后即可食用，可补肾益精，适用于男子阳痿、早泄，女子月经不调、性欲减退的肾虚患者以及年老体弱者。

取枸杞子10克，白菊花3克，用开水冲泡，加盖焖15分

钟后即可饮用，可以降压、降脂、清肝明目，缓解长期使用电脑所致的视力疲劳。

感染外邪、体内实热，以及脾虚有湿、泄泻者不宜食用枸杞子。

7. 核桃仁

味甘，性温，归肾、肺经。具有补肾固精、温肺定喘、健脑润肠的功效。常用于治疗肺肾两虚所致的气喘、咳嗽，以及肾虚所致的腰痛、腿脚无力、健忘、阳痿、遗精、小便频数、尿路结石、便秘等。

取松子仁 50 克，核桃仁 50 克，去衣后烘干，研为细末，与蜂蜜 500 克和匀即可食用，早晚各服 2 匙，可以养阴润肠，缓解便秘的症状。

取枸杞子 10 克，核桃仁 15 克，鸡蛋 2 个，加清水 500 毫升煲汤，蛋熟后取出，去壳，再煲 3 分钟即可食用，可以滋补肝肾，安神宁志，缓解健忘、失眠的症状。

体内有痰火积热或阴虚火旺者不宜食用核桃仁。

8. 茯苓

味甘、淡，性平，归心、肺、脾和肾经。具有利水渗湿、健脾安神的功效。常用于治疗肺、脾、肾三脏功能失调所致的水肿、小便不利、痰饮、眩晕、心悸，脾虚所致的食少、便溏、泄泻，以及心气亏虚所致的心神不安、惊悸失眠。

取茯苓5克，白术3克，郁李仁3克，花茶3克，用300毫升开水冲泡后饮用，可以健脾燥湿，帮助消除水肿。

取茯苓5克，半夏3克，生姜3克，花茶3克，用300毫升开水冲泡后饮用，可以运化脾湿，治疗呕吐以及胸脘痞塞、胀满。

体质虚寒、大小便清稀、容易滑精以及有内脏下垂、月经淋漓不尽、脱肛等气虚下陷症状者不宜食用。

9. 生姜

味辛，性微温，归肺、脾、胃经。具有解表散寒、温中止呕、化痰止咳的功效。常用于治疗风寒感冒、寒痰咳嗽以及胃寒、寒湿中阻所致的呕吐。

生姜被誉为"呕家圣药"，可以有效缓解各种呕吐症状。风寒呕吐，可含食新鲜生姜；晕车呕吐，可将新鲜生姜切成小片，贴在右侧前臂正中（腕横纹上方约2寸）的内关穴上；恶心、干呕，可用生姜20克，陈皮20克煎煮服用；妊娠呕吐，可用少量生姜切碎，待大米粥将熟时入锅，煮片刻一同食用。

阴虚内热者不宜食用生姜，孕妇宜少食、慎食生姜。

10. 菊花

味甘、苦，性微寒，归肺、肝经。具有散风清热、平肝明

目的功效。常用于治疗风热感冒、头痛、眩晕、目赤肿痛、眼目昏花。

取菊花 15 克，生山楂 15 ～ 20 克，用水煎煮，或者开水冲泡后服用，可以健脾消食、清热降脂，适用于高血压、高血脂、高血糖患者的日常保健。

取白菊花 9 克，罗汉果 1 只，用开水冲泡后饮用，可以清热润肺，缓解急、慢性支气管炎和支气管哮喘等。取菊花、陈艾叶适量，捣碎为粗末，装入纱布袋中，做成护膝，可以祛风除湿、消肿止痛，对关节炎有辅助治疗的作用。

感染风寒感冒、血压偏低、过敏体质者以及脾虚、胃寒证患者不宜食用菊花。

11. 绿豆

味甘，性寒，归心、胃经。具有清热消暑、凉血解毒的功效。常用于治疗暑热烦渴、痈肿疮疡、丹毒、烧烫伤以及解酒毒、烟毒、煤毒等。

取绿豆 100 克，金银花 30 克，煎煮后饮用，可以预防夏天中暑。

取生绿豆 60 克，煮至将熟时加入白菜心 2 ～ 3 个，再煮约 20 分钟，取汁顿服，每日 1 ～ 2 次，可以治疗小儿腮腺炎。

取绿豆、大黄适量，研磨成末，加入薄荷汁、蜂蜜，调匀后敷于患处，可以解毒消肿。

脾胃虚弱、素体阳虚以及病后初愈者不宜食用。

12. 芝麻

味甘，性平，归肝、肾、大肠经。具有滋补肝肾、补益精血、润肠通便的功效。常用于治疗肾精、肝血亏虚所致的头晕眼花、耳鸣、耳聋、须发早白等早衰症，精血亏虚所致的肠燥便秘，以及病后脱发、体虚羸弱等。

取生芝麻 15 克，冰糖 10 克，用开水冲泡饮用，可以润肺生津，治疗夜嗽不止、咳嗽无痰。取芝麻 1 把，生姜 50 克，一同捣烂，煮汁服用，亦有上述疗效。

取黑芝麻 30 克，粳米 60 克，加水煮成稀粥食用，可以补肝肾、健筋骨，缓解腰膝酸软、四肢无力等症状。

有便溏、腹泻、阳痿、滑精、带下病等精气不固症状者不宜食用芝麻。

13. 大蒜

味辛，性温，归脾、胃、肺经。具有通气行滞、消食散积、温暖脾胃、解毒杀虫、消肿止痛的功效。常用于治疗脾胃失调所致的饮食积滞、消化不良、脘腹冷痛、水肿胀满、腹泻，胃肠道感染所致的痢疾、疟疾，呼吸道感染所致的百日咳、白喉等，以及痈疽肿毒、白秃疮、蛇虫咬伤中毒等。

将大蒜含在口中，用舌头反复搅动，咽下津液，待大蒜无

味后吐出，可以缓解感冒初起、风寒咳嗽的症状。

用大蒜敷脚心，可以治疗咳嗽、流鼻血、便秘。睡觉前把大蒜薄片敷在脚心的涌泉穴上（屈足卷足趾时足心凹陷处），贴敷 8 小时左右，连续敷 7 ～ 10 天效果更佳。

睡觉前将整粒大蒜不去皮，用铝箔纸包起来烘烤，待变软后去皮，用纱布贴于患部，早上起床时再取下，缓解痔疮疼痛效果良好。

阴虚火旺者，眼睛、口腔、牙齿、喉咙、舌头等部位患疾病者，以及患感冒、麻疹、风疹、水痘、流行性腮腺炎等时行病后不宜食用大蒜。

14. 花椒

味辛，性温，有小毒，归脾、胃、肾经。具有温中止痛、杀虫止痒、燥湿的功效。常用于治疗脘腹冷痛、呕吐、泄泻、虫积腹痛、蛔虫症，研末外用可治疗湿疹、瘙痒、阴痒、牙痛。

取干姜、大枣各 30 克，花椒 9 克，加水适量，煮沸后放入花椒，改用文火煎汤，每日 1 剂，分 2 次温服，5 日为 1 个疗程，可以温阳散寒，缓解腹部冷痛、痛经等症状。

用 1 粒花椒放在疼痛的牙齿上，可以缓解吃冷热食物引起的牙痛。

体内阴虚火旺者忌服花椒，孕妇亦慎服。

15. 山楂

味酸、甘、微辛，性微温，归脾、胃、肝经。具有消食健胃、行气散瘀的功效。常用于治疗脾胃失调所致的肉食积滞、胃脘胀满、泻痢腹痛，气滞血瘀所致的痛经、闭经、产后瘀阻、心腹刺痛、高脂血症以及疝气疼痛。

取鲜金银花60克（干品15克），山楂5个（打碎），冰糖少许，用开水冲泡后饮用，可以清热解毒，健脾消食，预防消化道感染。

取柿叶10克，山楂12克，茶叶3克，用纱布包好，以开水浸泡10～15分钟后即可饮用，可以活血通脉，适用于高血压、高血脂、冠心病等心脑血管病患者。

（八）中医保健五大要穴是膻中、三阴交、足三里、涌泉、关元。

1. 膻中

位于人体前正中线，两乳头连线的中点。

膻中穴是任脉上的主要穴位，常用于治疗胸腹疼痛、心悸、呼吸困难、咳嗽、过胖、过瘦、呃逆、乳腺炎、产后缺乳、咳喘病等。现代医学研究亦证实，刺激该穴可以调节神经功能，松弛平滑肌，起到扩张冠状血管及调节消化系统功能的作用。

按摩膻中穴具有很好的保健功效。如心脏不适，出现呼吸困难、心跳加快、头晕目眩等症状时，按膻中穴可以提高心脏的工作能力，从而缓解症状；工作、生活压力大，感到烦躁、胸闷、心情不畅时，按膻中穴可以促使气机顺畅，疏肝解郁。

用手指按膻中穴时，可以采取仰卧位，用一手拇指或中指螺纹面着力，定在膻中穴上，其余四指轻扶体表或握空拳，腕关节轻轻摆动，或小幅度转动，反复、不间断、有节律地进行轻柔、缓和的回旋揉动。

2. 三阴交

位于小腿内侧，内踝尖往上 3 寸，胫骨后缘处。

三阴交穴位于足三阴经交会处，具有健脾益肾、疏肝理脾、调理月经、保养生殖系统的功效，常用于防治男性性功能障碍、妇女经带疾病，对于增进腹腔脏器的功能，尤其是生殖系统的保养具有重要作用，有"妇科主穴"之称。

每天在不同的时间段按揉三阴交穴，并且持之以恒，将对女性起到攻效不同的保健作用。每天上午 11 点，按揉双侧三阴交穴各 20 分钟，对治疗皮肤过敏、湿疹、荨麻疹等各种皮肤病大有裨益。每天中午 11 ～ 13 点，按揉双侧三阴交穴各 20 分钟，对调节血压具有良好的作用。每天下午 17 ～ 19 点，按揉双侧三阴交穴各 15 分钟，具有促进子宫和卵巢血运畅通的功效，可以防治各种妇科病。每天晚上 9 点，按揉双侧三阴交穴各 20 分钟，可以健脾，收紧脸部皮肤，防止双下巴。每天晚上 21 ～ 23 点，按揉左右腿的三阴交穴各 15 分钟，可以调经、祛斑、祛痘、去皱等。

3. 足三里

位于小腿外侧，外膝眼往下 3 寸，腓骨小头凸起的前下方约 3 个手指宽处。

足三里穴是足阳明胃经的穴位，具有健运脾胃、补中益气、增强体质、延年益寿的功效，对循环、消化、神经、血液及内分泌、呼吸等系统均有调节作用，能提高机体整体的代谢水平。

每天坚持按摩足三里穴，可以疏风散寒、扶正祛邪，提高

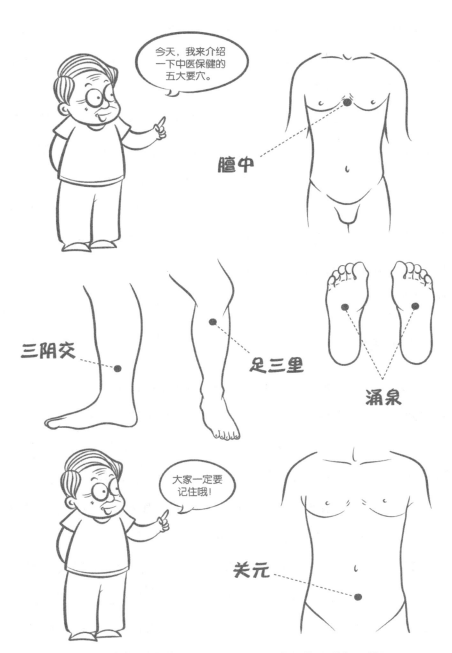

中医保健五大要穴是膻中、三阴交、足三里、涌泉、关元。

机体的免疫能力，有效防治感冒。按摩时可用一手的食指或中指用力点住同侧足三里穴，慢慢揉动数十次，再用另一只手点揉另一侧的足三里穴。

艾灸足三里穴是经典的养生保健方法，可以延年益寿、增强体质、解除疲劳、预防衰老，尤其对肠胃功能不好、抵抗力降低的人更适合用这种方法增强体质。在足三里穴施灸时，取艾条1根，点燃后靠近穴位熏灸，艾条距穴位约3厘米，以局部有温热舒适感为度，也可以上下或回旋移动施灸，每次灸10～15分钟，以灸至局部潮红为度，隔天施灸1次，每月灸10次即可。

4. 涌泉

位于足底，第2、3趾趾缝纹头端与足跟连线的前1/3处。当足趾向足心方向屈曲时，于足心凹陷处取穴。

涌泉穴是肾经的首穴，具有补肾壮阳、固本培元、增强体质、延年益寿的作用，对于神经衰弱、精力减退、倦怠无力、妇科病、失眠、嗜睡症、高血压、眩晕、焦躁、糖尿病、过敏性鼻炎、更年期综合征、畏冷等疾病都具有很好的调节作用。

按摩涌泉穴是常见的养生保健方法，对缓解老年人慢性疾病大有帮助。按摩时应端坐在椅子上，先将右脚架在左腿上，以右手握脚趾，再用左手掌摩擦右脚心的涌泉穴，直至脚心发热。再将左脚架在右腿上，以右手掌摩擦左脚心的涌泉穴，也

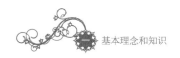

是摩擦到脚心发热为止。

拍打涌泉穴亦是简单易行的养生保健方法。临睡前，用热水浸泡双脚 15 ～ 30 分钟，坐在床上，双脚自然向上分开，或取盘腿坐位，然后用双手自然、轻缓地拍打涌泉穴，最好拍到脚底有发热的感觉。

艾灸涌泉穴可以缓解失眠症状。临睡前，用热水浸泡双脚 10 ～ 15 分钟，点燃艾条进行熏灸，以皮肤出现潮红为度。10 天为 1 疗程，一般 1 个疗程即可见效，中间休息 2 ～ 3 天，再进行第 2 个疗程。

5. 关元

位于腹部正中线，肚脐往下 3 寸处。

关元穴是人体阴阳元气相交通的地方，具有补肾、固元、防寒的功效，也是延年保健的要穴。可以治疗夜梦、遗精、阳痿、阴冷、小腹冷痛、月经不调等男科、妇科生殖系统方面的疾病及各种虚寒之证，还可以健脾补虚、养肝疏泄、补肾益精、通调三焦，可防治泌尿系统、消化系统、肝胆方面的疾病。

艾灸关元穴，可以治疗身体怕冷及各种虚寒之证。艾灸关元穴时，可以采取仰卧位或坐位，每次灸 10 ～ 15 分钟，以局部出现潮红为度。隔日灸 1 次。

按揉或震颤关元穴，亦可起到养生保健的作用。实施震颤法时，可以将双手交叉重叠置于关元穴上，稍加压力，然后交叉之手快速、小幅度地上下推动。注意不可用力过度，按揉时局部有酸胀感即可。

　　另请注意：孕妇不宜进行关元穴的保健。

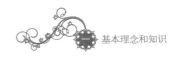

（九）自我穴位按压的基本方法有：点压、按揉、掐按、拿捏、搓擦、叩击、捶打。

穴位按压是以中医理论为基础的保健按摩法，以经络穴位按压为主，可以放松肌肉、解除疲劳、调节人体机能，具有提高人体免疫能力、疏通经络、平衡阴阳、延年益寿的功效。由于穴位按压易被大众接受和掌握，故可作为日常生活中简便易行的保健养生方法。下面介绍 7 种常用的穴位按压法。

1. 点压

操作方法：利用拇指、食指或中指指端着力于一定穴位，垂直向下按压，可以瞬间用力点压，也可以逐步加力按压。

治疗作用：多用于腰腿痛、头痛、牙痛等疾病，或用于急救。

2. 按揉

按揉是按与揉相互配合的手法。

操作方法：以拇指、食指或中指指腹着力并吸附于一定穴位，垂直向下按压，同时以肘关节的运动带动手指远端进行小幅度的环旋揉动。

治疗作用：多用于脘腹胀痛、胸胁胀闷、便秘、泄泻、外伤所致红肿热痛等疾病。

3. 掐按

掐按是用指端（多用拇指端）的指甲边缘重按穴位而不刺破皮肤的方法。

操作方法：以单手或双手着力于指端，施用掐按时着力，或持续，或轻重交替，在穴位上重力掐按，或两指同时抠掐。为避免掐破皮肤，可在施掐部位上置一薄布，掐后可在局部轻轻揉动以缓解疼痛。

治疗作用：多用于头晕、昏迷不醒、中风不语、半身不遂、癫症发作等疾病。

4. 拿捏

操作方法：四指伸直、并拢，通过拇指的外展、内收形成钳样，拇指与四指捏着施术穴位，不断用力，做对合动作，移动或不移动均可，但拇指与四指的力量要始终保持均衡。

治疗作用：多用于关节脱位、四肢骨折，尤其是陈旧性肘关节或指关节损伤所导致的功能障碍。

5. 搓擦

操作方法：用拇指或多指或大鱼际在一定穴位或其他部位进行快速的往返移动。操作时，手指要自然伸开，着力于施术

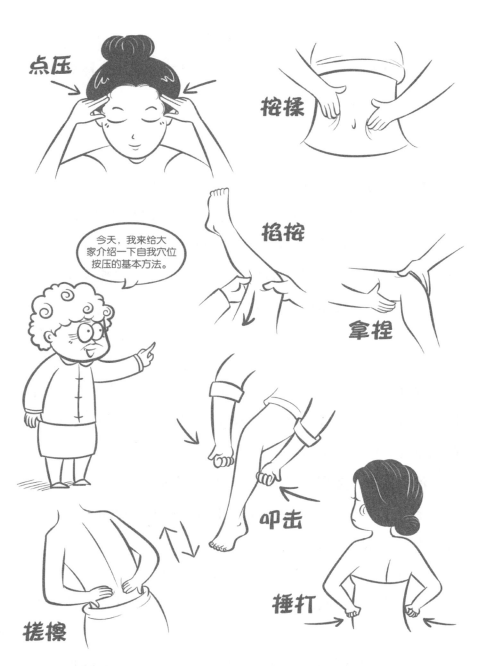

自我穴位按压的基本方法有：点压、按揉、掐按、拿捏、搓擦、叩击、捶打。

部位，用力着实且平稳，动作均匀且连贯，频率要快。

治疗作用：主要用于消化不良、腰酸背痛、肢体麻木、末梢神经炎、神经衰弱等疾病。

6. 叩击

操作方法：单手或双手五指并拢，拇指抵于食指桡侧（两手自然垂直，掌心向前，离身体远的那侧即是桡侧），稍作屈曲，着力于施术部位，叩而击之，施术时注意手腕放松。

治疗作用：多用于腰背酸痛、腰腿疼痛、皮神经炎、局部麻木、风湿痹痛、肌肉劳损等疾病。

7. 捶打

操作方法：施术时握拳，手握空拳，以小鱼际外侧接触皮肤面，用力捶打。力度要由轻到重，把握好最大力度，使击打部位感受刺激而且舒适。

治疗作用：多用于局部酸胀、肌肉萎缩等疾病。

上述 7 种穴位按压方法如果能够相互配合使用，则能更好地增强养生保健的效果。

值得注意的是，下述情况的患者不宜进行穴位按压：

① 流感、乙脑、脑膜炎、白喉、痢疾以及其他急性传染病的患者。

② 急性炎症的患者，如急性化脓性扁桃体炎、肺炎、急性

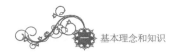

阑尾炎、蜂窝组织炎等。

③ 某些慢性炎症患者，如四肢关节结核、脊柱结核、骨髓炎。

④ 有严重心脏病、肝脏病、肾脏病及肺病的患者。

⑤ 恶性肿瘤、恶性贫血、久病体弱而极度消瘦、虚弱的患者。

⑥ 血小板减少性紫癜或过敏性紫癜的患者。

⑦ 大面积的皮肤病患者或溃疡性皮炎的患者。

（十）刮痧可以活血、舒筋、通络、解郁、散邪。

刮痧是以中医经络腧穴理论为指导，通过特制的刮痧器具和相应的手法，蘸取一定的介质，在体表反复进行刮、挤、揪、捏、刺等物理刺激，使皮肤局部表面出现瘀血点、瘀血斑或点状出血等"出痧"变化，从而达到活血透痧的作用。

刮痧作为一种通过刺激人体经脉以治疗疾病的非药物疗法，具有解表祛邪、调和气血、开窍醒脑、清热泄毒、舒经活络、行气止痛、运脾和胃、化浊祛湿的功效，能够有效改善血液循环，促进细胞代谢，增强机体免疫力。因其具有简、便、廉、效的特点，不仅临床上广泛应用，还适用于医疗、美容及家庭保健。刮痧疗法不仅能够有效地缓解感冒、中暑、头痛等常见疾病，还适用于疼痛性疾病、骨关节退行性疾病，如颈椎病、肩周炎的康复。

常用的刮痧器具有萱麻、硬币、蚌壳、铜勺柄、瓷碗、药匙、头发、棉纱线、特制刮痧板等，现多用由水牛角制作的刮痧板。为了减少刮痧时的阻力、避免皮肤损伤和增强疗效，在刮痧时常选用适当的润滑剂、活血剂作为介质。常用的刮痧介质有水剂，如冷开水、温开水，油剂如芝麻油、菜籽油、大豆油等，以及活血剂，现多用刮痧油、正红花油等。

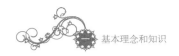

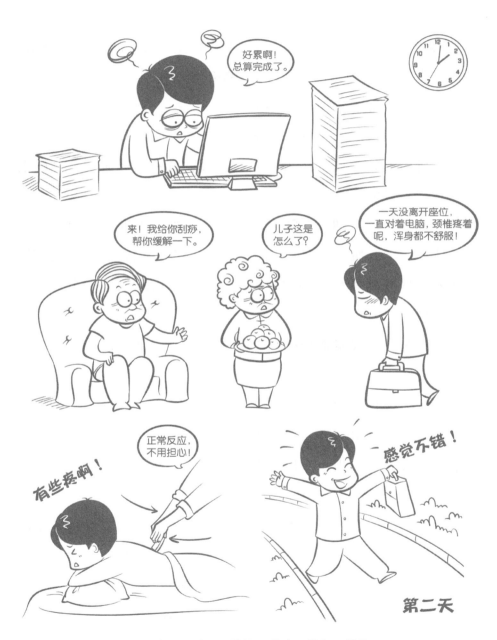

刮痧可以活血、舒筋、通络、解郁、散邪。

刮痧具有严格的操作方向、时间、手法、强度和适应证、禁忌证等，如操作不当，容易出现不适反应，甚至加重病情，因此需严格遵循操作规范或遵医嘱进行。

刮痧时需要注意如下事项：

1. 下列情况禁止刮痧：胸部乳头、孕妇腰腹部、骨折患者骨折部位等，皮肤病患者、空腹、过度疲劳、低血糖、过度虚弱和神经紧张患者。

2. 下列情况刮痧手法宜轻：第 7 颈椎（大椎穴）附近、年老体弱者、低血压、凝血机制障碍疾病患者、特别怕痛的患者。此外，保健刮痧和头部刮痧可不用介质，可隔衣刮，小儿也可隔衣刮。

3. 如要再次实施刮痧，需待上次痧疹消退（5 ～ 7 天左右）后再进行。

4. 刮痧有可能像晕针一样出现晕刮，症状多为头晕、面色苍白、心慌、出冷汗、四肢发冷、恶心、欲吐等。遇到这样的情况，应立即让患者平卧，并饮用 1 杯温糖开水，迅速用刮板刮拭患者百会穴（重刮）、人中穴（棱角轻刮）、内关穴（重刮）、足三里穴（重刮）、涌泉穴（重刮）。如无明显好转，要及时送往医院。

5. 经过正确的刮痧治疗数次后，若病情没有减轻或反而加重，应去医院做进一步检查，并改用其他方法治疗。

（十一）拔罐可以散寒湿、除瘀滞、止肿痛、祛毒热。

拔罐是以罐为工具，利用燃烧排除罐内空气，造成负压，使罐吸附于施术部位，产生温热刺激并造成局部瘀血现象的一种治疗方法。拔罐可以逐寒祛湿、疏通经络、祛除瘀滞、行气活血、消肿止痛、拔毒泻热，具有调整人体阴阳平衡、解除疲劳、增强体质的功效，能够实现扶正祛邪、治愈疾病的目的。所以，许多疾病都可以采用拔罐疗法进行治疗，如感冒发热、风寒湿痹痛、急慢性扭伤、软组织损伤、疮疡肿毒等。

1. 拔罐的工具

（1）**火罐**　利用燃烧时的火焰热力，排去空气，使罐内形成负压，将罐吸附于皮肤上。常用闪火法操作，即用镊子夹住酒精棉球点燃，在罐内绕一圈后抽出，迅速将罐罩在应拔部位上，即可吸住。拔火罐时切忌用火烧罐口，以免烫伤皮肤。

（2）**水罐**　一般应用竹罐。先将罐子放在锅内加水煮沸，使用时将罐子倾倒，用镊子夹住，甩去水液，或用折叠的毛巾紧扣罐口，趁热按在皮肤上，即能吸住。

（3）**抽气罐**　先将抽气罐紧扣在需要拔罐的部位上，用抽气筒将罐内空气抽出，使其产生负压，即能吸住。

2.拔罐的方法

（1）**留罐** 将罐吸附在体表后，使其留置于施术部位，一般需5～10分钟。多用于风寒湿痹、颈肩及腰腿疼痛。

（2）**走罐** 在罐口涂抹万花油，将罐吸住后，手握罐底，上下、来回推拉数次，至皮肤潮红。常用于面积较大、肌肉丰厚的部位（如腰背）。可治疗感冒、咳嗽等疾病。

（3）**闪罐** 罐子拔住后，立即起罐，反复吸拔多次，至皮肤潮红。多用于面瘫。

（4）**刺络拔罐** 先用梅花针或三棱针在局部叩刺或点刺出血，再拔罐，使出血3～5毫升。多用于痤疮等皮肤病。

3.拔罐注意事项

（1）拔火罐前要先排净大小便；饱腹、空腹时都不宜拔火罐；同一部位，不能无间断地反复拔火罐；拔火罐后不要马上洗澡，尤其是冷水澡。

（2）肌肉瘦削或骨骼凹凸不平及毛发多的部位不宜进行拔罐；拔罐的斑痕未消退前，不可再次拔罐。

（3）女性的月经期及其他出血症忌拔罐；高热、抽搐、痉挛等急性病忌拔罐；皮肤过敏或溃疡破损处忌拔罐；孕妇腰骶部及腹部均慎用拔罐。

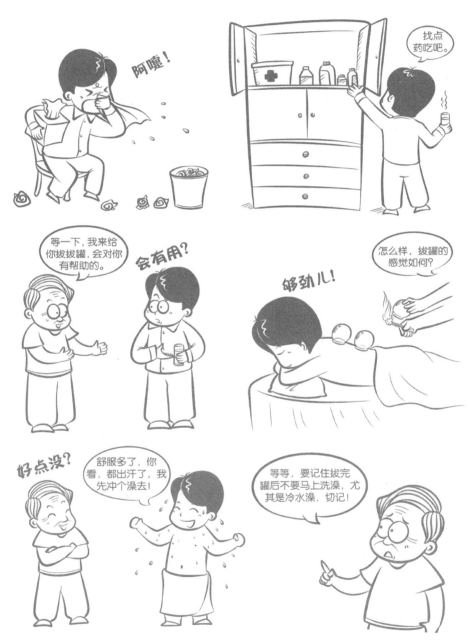

拔罐可以散寒湿、除瘀滞、止肿痛、祛毒热。

（十二）艾灸可以行气活血、温通经络。

艾灸疗法简称灸法，是运用艾绒或其他药物在体表的穴位上烧灼、温熨，借灸火的热力以及药物的作用，通过经络的传导，起到温通气血、扶正祛邪的作用，从而达到防治疾病目的的一种疗法。

艾灸的具体方法较多，常用方法有 6 种：

1. 艾炷灸

施灸所用的锥形艾团称为艾炷，将艾炷直接或间接置于穴位上施灸即为艾炷灸。该疗法既可养生保健，又可治疗疾病，尤其适用于哮喘、胃肠病等虚寒证的调治。

艾炷灸分为直接灸与间接灸两种，其中直接灸又分为化脓灸和非化脓灸。化脓灸是将高约 5 厘米的艾炷放置在体表的某些穴位上直接烧灼，每燃烧一个艾炷成为 1 壮，一般每穴灸 3 ～ 9 壮，然后贴以消炎药膏，因常遗留瘢痕，又称作"瘢痕灸"。该疗法可以提高人体的免疫力，故也被称为"养生灸"。非化脓灸是将艾炷点燃后放置在体表的某些穴位，当病人感到烫时，即用镊子将艾炷夹去或压灭，连续灸 3 ～ 7 壮，以局部出现潮红为度，因灸后不发灸疮，又称"非瘢痕灸"。

间接灸是在艾炷与皮肤之间用药物等衬隔，又称隔物灸，包

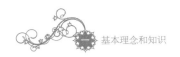

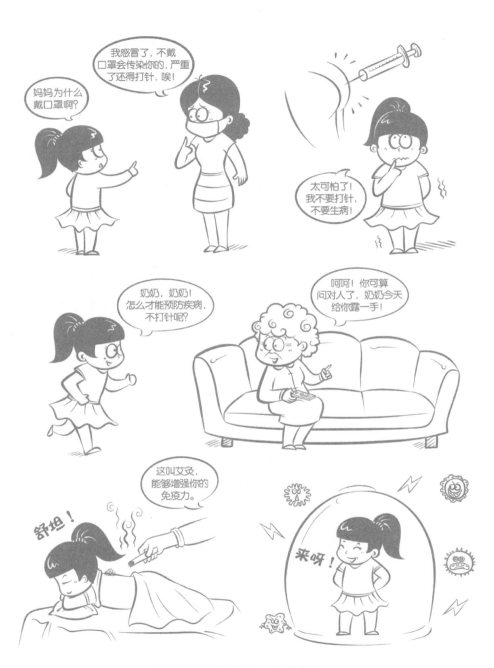

艾灸可以行气活血、温通经络。

括隔姜灸、隔蒜灸（以蒜泥铺于穴位上，又称"铺灸"）、隔盐灸、隔附子饼灸等。以隔姜灸为例，可取约 0.2 ～ 0.5 厘米厚的生姜 1 片，置于选定的穴位上，再将艾炷置于姜片上，点燃施灸。艾炷燃尽后，再放置艾炷反复施灸，至局部皮肤潮红为止。与隔姜灸疗法相似的还有隔葱灸、花椒灸、黄土灸、黄蜡灸、硫黄灸、药锭灸、药捻灸等，均适用于虚寒性疾病和外感疾病的治疗。

2. 艾条灸

艾条灸是将艾条点燃后置于患者的穴位或病变部位附近进行熏灼的方法。该疗法主要用于治疗寒湿痹证及其他多种虚寒性疾患。

艾条灸常见的操作方法包括温和灸、雀啄灸、回旋灸等。温和灸是将艾条燃着的一端与施灸部位的皮肤保持约 3 厘米的距离，使患者有温热感而无灼痛的一种灸法，多用于慢性病的调治及保健。雀啄灸是将艾条燃着的一端在施灸部位做一上一下、忽近急远移动的一种灸法，多用于急性病和较顽固的疾病。回旋灸是将艾条燃着的一端在施灸部位上方一定距离处做回旋运动，给患者较大范围温热刺激的一种灸法，适用于风湿痛、神经麻痹等。

3. 药卷灸

药卷灸是在艾绒里掺进药末，用纸把艾绒裹起来成为药卷，点燃其一端而施灸的方法。适应证大致同上面两种灸法。

4. 温针灸

温针灸是将针刺与艾灸相结合的一种方法，又称针柄灸。先根据患者的病性选穴施针，得气后留针，而后将艾绒裹于针柄上点燃，使热力通过针体传入机体，达到温经散寒、行气活血的目的，适用于寒盛湿重、经络壅滞之证，如关节痹痛、肌肤麻木等。

5. 灯火灸

用灯心草蘸香油点燃，灼灸患者的一定部位或穴位，常在小儿身上施灸。本疗法主要用于小儿惊风、昏迷等急性病。

艾灸施术时需要注意以下事项：

① 下列部位不宜施灸：暴露在外的皮肤，如颜面，不宜进行直接灸，以免留下瘢痕，影响美观；关节部位不宜进行直接灸。皮薄、肌少、筋肉结聚处，妊娠期妇女的腰骶部、下腹部，男女的乳头、阴部、睾丸等部位，大血管处，心脏部位，以及眼球等敏感部位，不宜施灸。

② 下列情况禁止施灸：身体极度疲劳或者衰竭，形瘦骨立等；过饥、过饱、酒醉；大汗淋漓；情绪不稳；妇女经期；某些传染病、高热、昏迷、癫痫发作期间；无自制能力的人，如精神病患者等。

（十三）煎服中药避免使用铝、铁质煎煮容器。

有人常用铝锅或铁锅来熬中药，这是不正确的。因为中药成分复杂，含有多种生物碱及各种化学物质，在加热的条件下能够与铁等金属器具发生化学反应，从而使药物失效，还可能产生一些有害的沉淀物，患者饮用后，不但不利于治病，还可能导致中毒。此外，铝锅表层的氧化铝会与某些中药中的酸性物质发生反应，铁锅的铁元素在与部分中药反应后也会形成新的物质，两者都可能改变中药的药性，服用后会出现不可预料的状况或者副作用。

正确的做法是选用砂锅煎煮中药。因为砂锅的化学性质稳定，锅底导热十分均匀，煮起来火力比较和缓，而且保温性比较强，水分蒸发量比较小，药剂成分保留比较完全，可减少不耐高温药物的流失。需要注意的是，砂锅骤然受热或受冷会形成裂纹，因此，刚煎过药的砂锅不要立即用凉水清洗，可在干木片或架子上放凉后再把药垢清洗干净；砂锅上的油污不能用洗洁精浸泡，以防污水渗入细孔中，可用喝剩的茶叶渣擦拭，也可用淘米水浸泡、烘热，再用刷子刷洗。

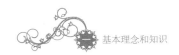

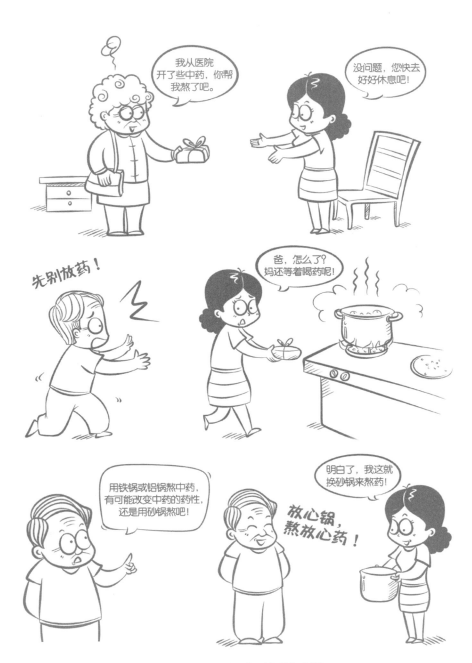

煎煮中药避免使用铝质、铁质的容器。

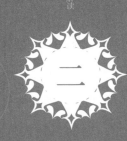

二

健康生活方式与行为

（十四）保持平和心态，适应社会状态，积极乐观生活与工作。

人的健康和疾病除了与自然界的气候变化以及居处环境中的物理、化学、生物因素有关外，还与精神和心理因素有着极大的关系。"故能形与神俱，而尽终其天年，度百岁乃去。"这句话出自中医经典《黄帝内经》中的养生名篇《素问·上古天真论》，它明确提出了养生的目标是"形与神俱""尽终其天年"。"体强谓之健，心宁谓之康"，只有达到形神互养，身心俱健，才是真正健康的个体，才有可能实现长寿的目的。

中医认为，情志是由五脏之气所化生，如果情志失调，则容易损伤脏腑气血，影响人体健康。其中，愤怒、忧郁、悲伤、惊恐四种不良情绪对人体的影响和危害最大。因此，中医主张调和七情，平和心态，并可从以下四个方面加以调摄：

1.和喜怒

喜贵于调和，而怒宜于戒除。大喜伤心，因此喜也应适度，狂喜可能导致心智失常，甚至出现癫痴状态。大怒伤肝，一旦肝气上逆、气血上涌，就会出现面赤、气逆、头痛、眩晕，甚至吐血、昏厥、卒倒等表现。因此，出现愤怒情绪时要及时调整，常用的制怒方法有转移、倾诉、忘却、想象、让步、避免。

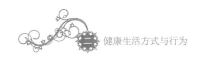

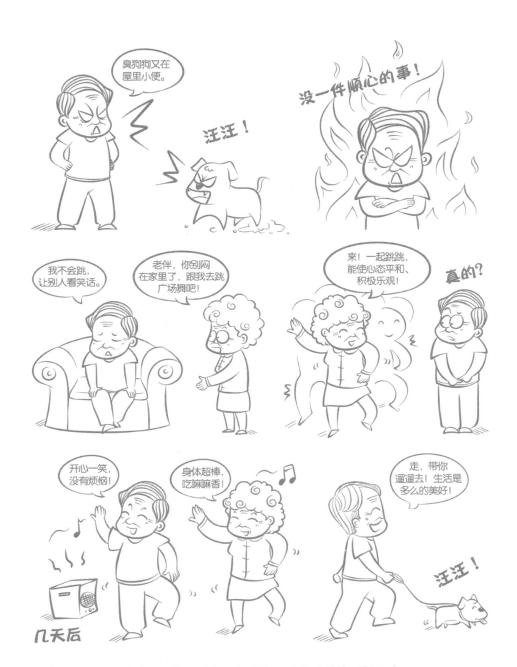

保持平和心态，适应社会状态，积极乐观生活与工作。

2. 去忧悲

悲忧伤肺，一旦肺气不畅，肺阴耗散，则易出现感冒、咳嗽等疾病，还可表现为某些精神因素所致的皮肤病，如荨麻疹、斑秃、牛皮癣等。老年人由于精气亏虚，心气异常，更容易滋生悲忧之苦，所以应当注意多与外界交流、沟通，多参与各种有益身心的活动，保持积极、乐观的心态，有效避免悲忧情绪。

3. 节思虑

思虑伤脾，思虑过度可出现头昏、心慌、失眠、多梦、痴呆等症状，因此要慎思节虑。长期脑力劳动的人应当注意要劳逸结合，及时调整工作状态，合理安排作息时间。长期抱有各种思想包袱和压力的人，应当积极调适心态，培养乐观、豁达的心境，提高解决问题的能力，努力活在当下。

4. 防惊恐

惊恐伤肾，长时间担惊受怕容易导致心神失守，肾气不固，出现惊慌、失眠、二便失禁，甚至精神失常等方面的疾病。突然而来的剧烈惊恐，可以使人体气机逆乱、血行失常、阴阳失衡而导致疾病的发生，甚至有生命危险。所以，应当注意避免惊恐。

人是一个有机的整体，人与自然及社会环境不可分割，必

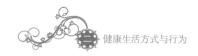

须协调统一。随着社会的进步以及社会转型期的各种变革，快
节奏的生活方式、高压力的竞争环境、不安定的社会因素等，
都会加重人们的心理负担和压力，引起情志波动，从而影响人
体健康或引起某些疾病的发生或复发。如果能够保持一种轻松、
平和的心态，正确地看待自己，宽松地对待别人，管理好自己
的欲望，努力与周围环境保持和谐，那么就能不被物欲束缚住
心灵，不被狭隘遮挡住视线，从而妥善处理好方方面面的关系，
更好地工作，更快乐地生活，实现自己的人生价值。

（十五）起居有常，顺应自然界的晨昏昼夜和春夏秋冬的变化规律，并持之以恒。

中医认为，人与自然息息相关，确立了"天人相应"的整体观念。"人以天地之气生，四时之法成。"这句话出自中医经典《黄帝内经》中的养生名篇《素问·宝命全形论》，它揭示了人与自然的依存联系，即人依靠天地之气、水谷之气而生存，遵循四时变化规律而生长发育。无论四时气候、晨昏昼夜，还是日月运动、地理环境，大自然的各种变化都会对人体的生命活动产生影响。人们如果能够顺应自然环境，遵循自然界的变化规律，随着四时气候的变化而调整生产、生活，那么就能健康长寿，否则就会生病或夭折。

起居有常，出自中医经典《黄帝内经》中的养生名篇《素问·上古天真论》，讲的是我们的日常生活要保持一定的规律，顺应四时变化，注重劳逸结合，从而达到保养精神、保全形体的目的。一日的起居有常是指按照"日出而作，日落而息"的原则安排每天的作息。随着昼夜阴阳的盛衰变化，人体的阳气也会出现"平旦人气生，日中而阳气隆，日西而阳气已虚"的消长变化。清晨阳气开始活跃，并趋向于外；中午阳气达到最旺盛的阶段；太阳偏西时，体表的阳气逐渐虚少，潜向体内。人们应当根据阳气初生、隆盛、潜藏的不同时间调节起居、安

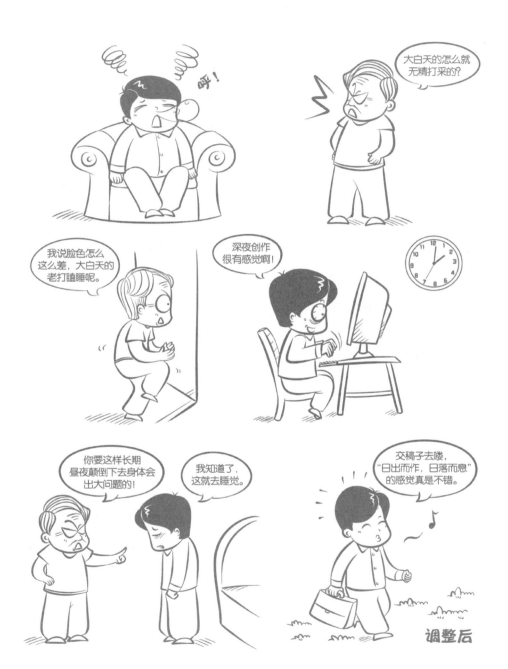

顺应自然界的变化规律。

排作息，违反这个规律就会导致精神困顿、形体衰弱。比如，黄昏时分劳动筋骨，就会导致阳气难以收敛而耗散；黎明时分置身于雾露之中，则寒湿之邪易侵袭人体，损伤阳气；阴阳盛衰的交替时段（子时、午时）不睡眠，就会影响阴阳互化，扰乱脏腑气机，影响机体功能。

一年的起居有常是指按照春、夏、秋、冬四季变化的规律对日常生活进行调整。随着自然界阴阳的消长变化，产生了春温、夏热、秋凉、冬寒的气候变化，出现了春生、夏长、秋收、冬藏的生长规律，人体也应当按照四时变化来调养阴阳气血。衣着服饰是人体四时调摄的重要措施。古代养生家认为，服装宜宽不宜紧，并提出"春穿纱，夏着绸，秋天穿呢绒，冬装是棉毛。"我们不仅要根据不同年龄、性别和节气变化慎重选择衣饰，还要特别注意"春不忙减衣，秋不忙增衣""春捂秋冻"的养生措施。"寒头暖足"也是一条重要的着装法则，并非天气转凉就要立刻裹围巾、戴帽子，夏天打赤脚要小心寒气上身。人体头部是阳经汇聚的地方，头面部阳气旺盛，应当适度保持头部的低温，这不仅有利于保持清醒的思维，还可促进睡眠。足部是阴经汇聚的地方，阴气凝重，容易怕冷受寒，因此养成睡前用热水泡脚的习惯将有助于祛除寒湿，改善寒凉体质。

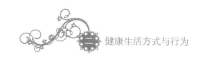

（十六）四季起居要点：春季、夏季宜晚睡早起，秋季宜早睡早起，冬季宜早睡晚起。

人们常说，早睡早起身体好。但是，从医学的角度而言，早睡早起并不适合所有季节，也不一定有益于健康。中医认为，春夏宜养阳，秋冬宜养阴，因此春、夏两季应当晚睡早起，秋季必须早睡早起，冬季则应早睡晚起。

春季是阳气生发、万物生长的时节，应当"夜卧早起，广步于庭"，通过晨起散步，达到舒缓形体、条畅情志的目的。春天自然界的阳气逐日上升，气温回暖，一天当中，白天阳气来得比冬天更早，夜晚散得更晚，人们的作息也要随之做出调整，可以稍晚一点睡觉、早一点起床，以适应昼长夜短所带来的阴阳消长变化。

进入夏季，阳气极度旺盛，万物繁茂秀美，人体新陈代谢的速度加快，阳气更加向外舒达，处于一年之中白昼最长、夜晚最短的时节，应当晚些入睡，早些起床，以适应自然界的阴阳消长，使体内阳气不断得以宣泄。

秋季阳气开始收敛，万物进入成熟、凋零的季节，应当"早卧早起，与鸡俱兴"，以保证充足的睡眠。秋天自然界的阴气逐日上升，气温开始下降，夜晚阴气来得更早，应当早一点睡觉，顺应阳气内趋之势，以保养精气；而早一点起床，将有利于顺应阳气的舒长，使得肺气得以舒展。脑血栓等疾病在秋季发病率较高，发病时间多在长时间睡眠后，因此，秋季早起还可减少血栓形成的机会，对于预防脑梗死有一定的作用。

冬季阳气潜藏，万物蛰伏，应当"早卧晚起，必待日光"，达到养精蓄锐的目的。冬天自然界阴寒独盛，阳气闭藏，处于一年之中白昼最短、夜晚最长的时节，应当早睡晚起，避寒就暖，适当地减少活动，以免扰动阳气，损耗阴精。

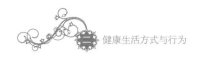
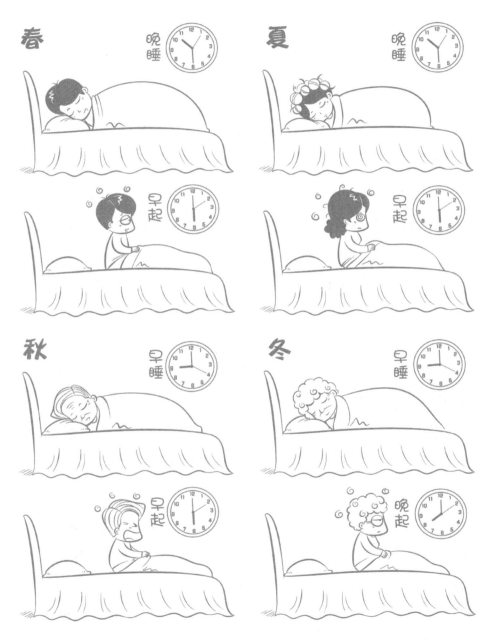

四季起居要点：春季、夏季宜晚睡早起，秋季宜早睡早起，冬季宜早睡晚起。

（十七）饮食要注意谷类、蔬菜、水果、禽肉等营养要素的均衡搭配，不能偏食偏嗜。

饮食是人类赖以生存和维持健康的基本条件，是人体后天生命活动所需精微物质的重要来源。中医经典《黄帝内经》中提出了"五谷为养，五果为助，五畜为益，五菜为充，气味合而服之，以补益精气"的膳食配制原则。这就说明，我们的日常饮食应该"五谷""五畜""五菜""五果"合理搭配，才能充分补充人体的气血精微，使脾胃行使正常的消化功能，保证机体的健康长寿。日常饮食的常见搭配原则有三条：粗细搭配，以粗为主；荤素搭配，以素为主；酸碱搭配，以碱为主。

粳米、小豆、麦、大豆、黄黍等谷物和豆类，富含碳水化合物、蛋白质、脂肪等，是养护身体、延续生命的主食。五谷杂粮中包含了人体所必需的各种矿物质、维生素、纤维素等，不仅可以作为食物提供生命活动所必需的营养和能量，还具有促进消化、防治疾病的功效。

葵、韭、薤、藿、葱等蔬菜，富含多种微量元素、维生素、纤维素、矿物质等营养物质，是维持生命活动不可缺少的食物。品种繁多的蔬菜，具有增进食欲、帮助消化、补充营养、防治便秘、降血脂、降血糖、预防肠癌等多种功效，对人体健康十分有益。

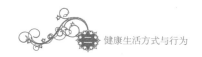

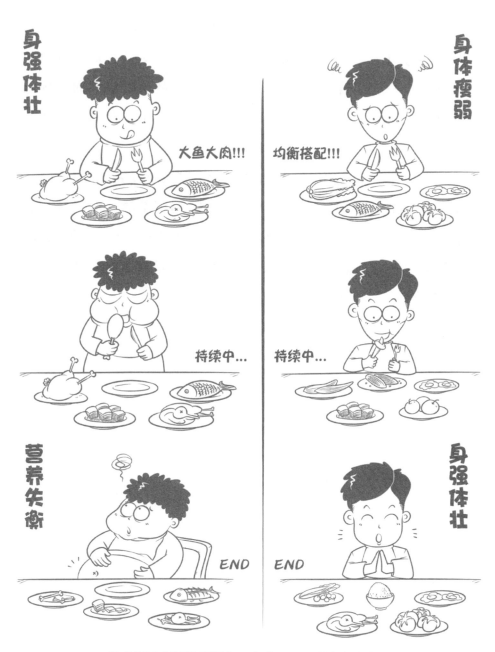

饮食要注意营养要素的均衡搭配，不要偏食偏嗜。

枣、李、杏、栗、桃等水果及坚果，富含维生素、纤维素、糖类和有机酸等，对人体的健康极为重要，对某些疾病具有食疗作用。一般而言，水果适宜生食，可以避免因烧煮而破坏营养成分。菠萝、香蕉、山楂等水果在餐后食用，有助于消解油腻、促进消化。

　　牛、犬、羊、猪、鸡等禽畜肉食，富含优质蛋白及铁、钙、锌、铜等微量元素，并含有人体所必需的氨基酸，能增补五谷主食营养的不足，是主要辅食。由于禽肉类的营养价值很高，并且容易被人体消化、吸收，因此是人体调节体质、增强免疫力的重要营养来源。

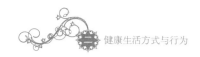

（十八）饮食宜细嚼慢咽，勿暴饮暴食，用餐时应专心，并保持心情愉快。

科学饮食不仅讲究合理搭配、五味调和，更要注重饮食的过程，讲究饮食的方法，这就是中医所倡导的"饮食有节"。"饮食有节"是指饮食要有节制，不能随心所欲，重点是要注意饮食的量和进食时间，具体来说就是要细嚼慢咽，不能暴饮暴食，要专心用餐，并保持愉快的心情。

细嚼慢咽，顾名思义就是要控制和减缓进食速度。中医认为"脾开窍于口"，因此口腔内食物的充分消化对健脾益胃是十分有益的。从现代医学的角度来说，进食速度太快会导致食物在口腔中的咀嚼不够，生成的唾液淀粉酶不足，容易造成新陈代谢速度减慢，食物中的维生素、矿物质和氨基酸等无法得到充分吸收，营养大量流失。老年人牙齿磨损、味觉减退、消化液分泌减少，为弥补消化功能退化的现象，更需要慢吃慢喝，细嚼慢咽，切不可"囫囵吞枣"。细嚼慢咽还能有效地减少食物的摄入量，减轻胃肠道负担，防止体内积食，帮助消化吸收，不仅有助于控制体重，还能防止胃灼热、胃食管反流等消化道疾病的发生。

不能暴饮暴食，即要控制饮食的量。适度饮食应当根据不同年龄、性别、体型等有所区别，过饥、过饱均可导致疾病的发生。"谷不入，半日则气衰，一日则气少矣。"长期进食不足，营养缺乏，气血生成减少，就会导致脏腑组织失养，功能活动衰退，抗病能力减弱，容易继发其他疾病。"饮食自倍，肠胃乃伤。"饮食过饱，如暴饮暴食，或中气虚弱而强行大量进食，就会导致脾胃负担加重，食物难于消化，进而影响营养的吸收和传输，损伤脾胃功能。因此，正确的饮食方法应当是"量腹节所受""无饥无饱"，保持规律的进食量，保持"七分饱"的进食状态，消化功能减弱者还可以选择少食多餐。

用餐时应专心，并保持心情愉快。药王孙思邈在《千金翼方》中主张"食无大言"，即在吃饭的时候不要高谈阔论，应当专心细嚼，这样才有利于促进消化。吃饭时大说大笑还易导致食物流进气管，引发剧烈的咳嗽和呼吸不畅，一旦食物进入肺部，还会引发吸入性肺炎。情绪也会直接影响我们的食欲，当情绪不好的时候，引起胃液分泌减少，胃肠蠕动减弱，从而使食物的消化、吸收功能随之降低，人就没有饥饿感，于是不想进食。因此，就餐时应当保持愉快的情绪，避免考虑复杂、忧心的问题，尤其要纠正就餐时争论问题、安排工作的习惯。对于儿童的进食，更应该营造快乐、和谐的氛围，可以播放一些轻松愉快的音乐作为"佐餐"，增加用餐情趣，这样有助于纠正孩子偏食、厌食的习惯。

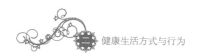

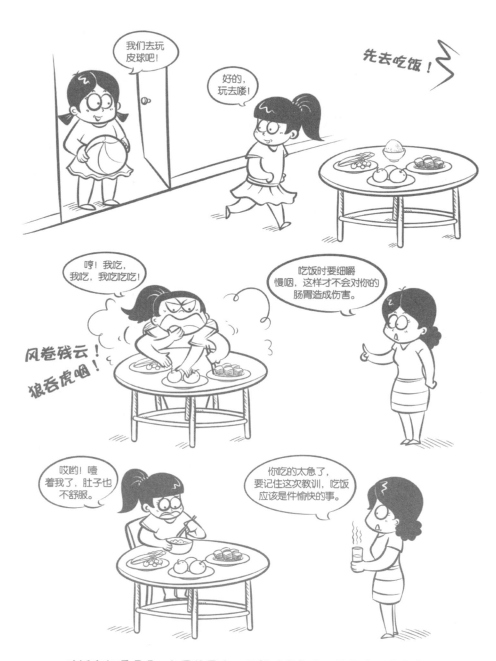

吃饭宜细嚼慢咽，勿暴饮暴食，用餐时应专心，并保持心情愉快。

（十九）早餐要好，午餐要饱，晚餐要少。

中医强调的"饮食有节"，还体现在一日三餐的定时、定量上面。一日三餐如果能够按照相对规律的时间和进食量来进行，那么脾胃就会适应这种进食规律，提前做好消化食物的准备，从而保证脾胃活动的协调配合、有张有弛。根据一日之中机体阴阳盛衰的变化，中医还主张三餐的饮食数量和质量要各有区别，具体来说即是"早餐要好，午餐要饱，晚餐要少"。

清晨，人体的阳气开始生长，这时摄入高质量、高营养的早餐，将有助于升发、鼓舞一身阳气，为白天的各种活动做好准备。经过一夜的睡眠，食物已经被充分消化，胃肠接近空虚，正好是体内补充和吸收营养的最佳时期。好的早餐不仅要注重营养价值，还要便于人体消化、吸收，应当选择体积小而富有热量的食物，并且注重稀、干搭配，这样在提供充足能量的同时，也能让消化道感觉舒适。

白天，人体的阳气逐渐旺盛，到了中午，正处于阳气隆盛的时间，但这也意味着即将步入阳消阴长的转化。因此，午餐在人体阴阳转化的过程中也发挥着重要的承接作用。如果午餐不能摄入充足的营养，不仅不能及时补充上午活动的消耗，还会影响下午体内阳气的运动，从而导致身体能量储备不足，出现身心疲乏等症状，不能满足生命活动的需求。因此，午饭一定

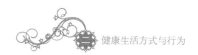

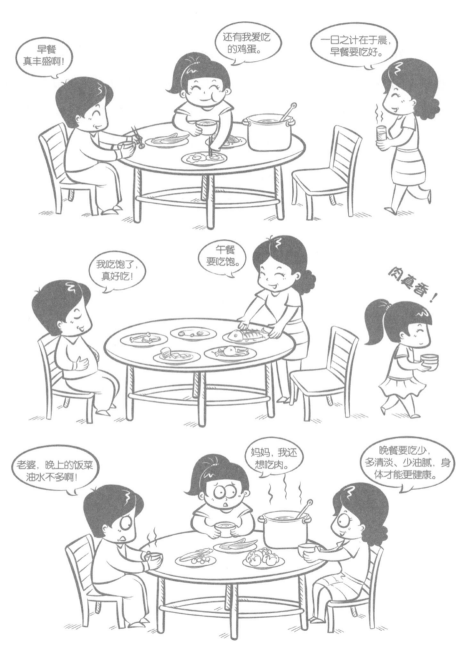

早餐要好，午餐要饱，晚餐要少。

要吃饱，要保证一定的量。

傍晚，阳气开始收敛，阴气开始加重，人体的活动逐渐减少，并且接近睡眠时段。这时摄入晚餐一定要控制食量，减少进食，应吃低热量、易消化的食物。如果晚餐进食过饱，容易使饮食停滞于胃，引起消化不良，影响睡眠，这就是人们常说的"胃不和则卧不安"。因此，晚餐后也不宜马上睡觉，应该通过散步等体力消耗较少的活动来促进消化，提高睡眠质量。

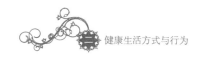

（二十）饭前洗手，饭后漱口。

俗话说："病从口入。"饭前洗手，饭后漱口，既是良好的卫生习惯，也是重要的养生方法，对于预防疾病、维系健康大有益处。

饭前洗手，是为了将我们在工作和生活中接触到的不卫生的东西清洗干净，以免在吃东西时将病菌带入体内，造成疾病。日常生活中，我们的双手要接触大量的物品，这些物品上都带有各种各样的病毒、细菌和各种寄生虫的虫卵，这些有害的物质用肉眼很难看到。当我们将自己一双没有洗过的手放在显微镜下进行观察，就会发现有数以几十万计的病菌。如果我们用带有大量病菌的手去抓拿食品，手及指甲上的各种病菌就会随食物进入体内，感染上肠炎、痢疾、伤寒、肝炎、蛔虫病等消化道传染病。

吃完饭后，食物残渣难免停留在牙齿间隙之中。如果饭后不能及时漱口、刷牙，时间久了，牙齿间隙中残留的食物就会在口腔内发酵，产生大量的细菌和酸性物质，从而腐蚀牙齿，导致口腔疾病或牙周炎、龋齿等牙病，影响身体健康，严重者还可引起全身性疾病。因此，正确的漱口、刷牙时间应是每次吃完饭后半小时之内，并且最好每三个月更换一次牙刷。

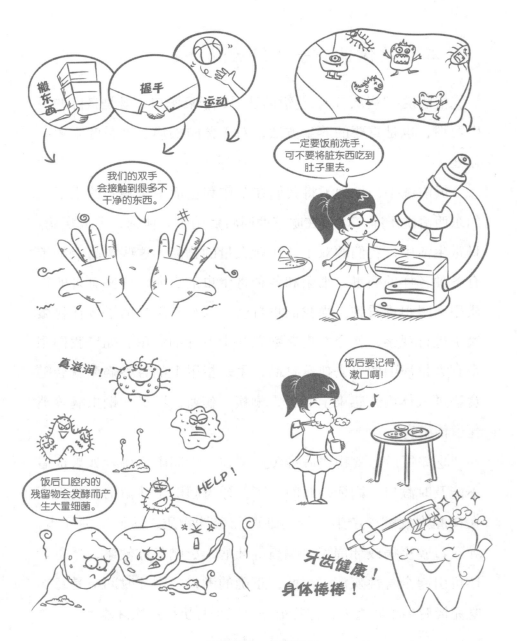

饭前洗手，饭后漱口。

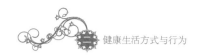

（二十一）妇女有月经期、妊娠期、哺乳期和更年期等生理周期，养生保健各有特点。

中医认为，肾气是人体的先天之本，决定着人体的盛衰变化和繁衍续断。肾气的盛衰有其自然的节律，女子以 7 岁为一个节律阶段。女子 7 岁时肾气开始充盛，出现"齿更发长"等生理变化。14 岁肾气充盈，产生了一种叫作"天癸"（相当于性激素）的物质，促使"月事以时下"，产生月经初潮，具备了繁衍生殖的能力。21 岁到 28 岁，肾气逐渐充沛，智力和体力逐渐成熟，身心状态达到高峰，将经历妊娠期和哺乳期。35 岁以后，三阳经脉开始衰败，女子出现面容憔悴、脱发、白发等衰老现象。49 岁左右，因肾气衰退而致"五脏皆衰"，维持月经的"天癸"衰竭，月经断绝，进入了更年期。因此，女性应根据不同的生理周期及生理特点，采取适宜的养生保健方法。

月经期的关键是要防治肝郁。临床观察发现，常见的月经病均与肝的调节失常有直接或间接关系。中医认为，肝有疏泄功能，能够条畅全身气机。肝喜条达，在志为怒，无论大怒还是郁怒不解，都易导致肝气郁结，气血不畅，出现月经量少、推迟或者痛经等症状。因此，在月经前后或月经期间，一定要调整好自己的情绪，避免生气或是抑郁。

妊娠期要着重预防外感六淫、情志内伤、房事不节、劳逸过度、跌仆闪挫、素体虚弱等多种不利因素。孕妇不能贪寒或取暖太过，以免感染外邪致病。要保持乐观愉快的情绪，避免精神刺激和思虑过度。要节制房事，保持外阴清洁。要避免过劳、登高、负重以及剧烈运动，尤其要防止摔倒、挫伤等。要加强饮食调摄，强健身体素质。要坚持低盐饮食，多食用一些易于消化且富含蛋白质、维生素以及钙、铁、锌等微量元素的食物。不要食用肥甘厚味及辛辣热性的食物，不可暴饮暴食。慎用或禁用一切具有峻下、滑利、祛瘀、破血、耗气、散气作用以及有毒的药品。

哺乳期保健可从以下五个方面入手：一是产后要实行早接触、早吸吮。主张产后半小时内进行母婴的皮肤接触，不喂母乳代用品，不使用人工奶瓶、奶头等。二是要调理饮食，保护脾胃。产妇脾胃运化功能较差，饮食应富于营养，易于消化，不宜过于肥甘滋腻，忌食生冷、辛辣食品。三是要条畅情志，防止肝郁。肝的疏泄功能正常，乳汁才能正常分泌，因此，哺乳期必须保持精神愉快，防止肝郁。四是要劳逸适度，节制房事。劳倦过度则伤脾，房事过度则伤肾，而脾肾不足可能会导致乳汁生化无源，出现少乳或无乳，因此，哺乳期应劳逸结合，房事有节。五是要清洁乳房，防治乳疾。哺乳前应清洗乳头，以免不洁之物进入婴儿口内。应及时排净多余的乳汁，避免因乳汁郁积而发生乳痈。

约有八成女性在停经前后会出现"更年期症候群"，表现为

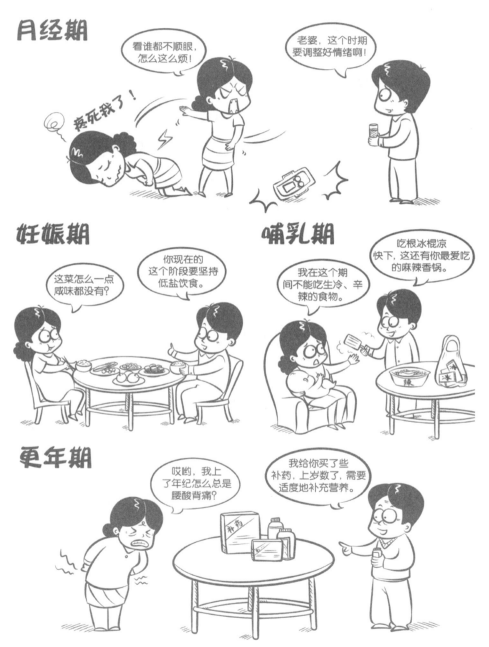

妇女有月经期、妊娠期、哺乳期和更年期等生理周期，养生保健各有特点。

发热、潮红、心悸、失眠、焦躁易怒、尿频、骨质疏松、腰酸背痛、尿失禁等症状。更年期妇女应适度补充钙、镁、维生素B族、黄豆制品、维生素C和维生素E，同时配合运动疏解压力和促进骨质健康，才能有效地预防和改善更年期症状。采用滋阴清热的方式可以缓解更年期潮热，可多食白木耳、黑木耳、秋葵、白萝卜、水梨等含水分多的蔬果。当心悸与潮热现象变得频繁时，建议咨询专业中医师进行综合调摄。

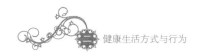

（二十二）不抽烟，慎饮酒，可减少相关疾病的发病。

吸烟有害身心健康。烟在燃烧时会释放出二三十种有害物质，其中最主要的便是大家所熟知的尼古丁。尼古丁会使人上瘾或产生依赖性，当它进入人体后，会引起四肢末梢血管收缩、心跳加快、血压上升、呼吸变快、精神状况改变，并促进血小板凝集，成为心脏血管阻塞、高血压、中风等心脏血管性疾病的主要帮凶。大剂量的尼古丁还会引起恶心、呕吐，严重时引发死亡。长期吸烟可导致支气管黏膜上皮细胞增生，鳞状上皮增生诱发鳞状上皮癌，或未分化小细胞癌，从而导致肺癌的发生。

被动吸烟（俗称"吸二手烟"）的危害比我们想象的更为严重，15分钟的被动吸烟等于主动吸烟。研究表明，一些与吸烟者共同生活的人，患肺癌的概率比常人多出6倍。被动吸烟对婴幼儿、青少年及妇女的危害尤为严重。对儿童来说，被动吸烟可以引起呼吸道症状和疾病，并且影响其正常的生长发育；对于孕妇来说，被动吸烟会导致死胎、流产和低出生体重儿；被动吸烟亦会增加成人呼吸道疾病、肺癌和心血管疾病发病的概率。因此，为了您和家人的健康，请不要抽烟。

酒的医用和保健功能为人们所熟知并得以广泛运用。酒味甘辛而性热，具有温通血脉、益脾暖胃、开结化瘀、利筋骨、舒关节、润皮肤、祛寒湿等功效。酒精是一种良好的有机溶剂，与强身健体的中药相互配合，有助于稳定药性、发挥药效，起到更好的治疗作用。因此，正确而适量的饮酒方式，对于养生保健、防治疾病有一定的益处。但是，无节制地饮酒及不健康的饮酒习惯将对身体产生巨大的危害。

无节制地饮酒对人体的伤害是很大的，尤其空腹饮酒的危害更大。饮酒直接损伤肝脏，可以导致酒精肝、肝炎、肝硬化。肝脏受损后，身体的解毒能力随之下降，机体免疫力降低，容易感染和继发其他疾病乃至肿瘤。饮酒损伤脾胃，影响人体消化和吸收功能，造成体质下降，还可引发各类消化道疾病。饮酒还会伤害心脏、脾脏、胰腺，容易引起高血压、心血管病、中风和胰腺炎。饮酒可能伤肾，造成前列腺炎，影响性功能。长期酗酒还会出现酒精依赖和酒精中毒，中枢神经系统受损，导致脾气暴躁，甚至各种幻觉和妄想症。经常喝酒的人还会影响外貌，使容颜枯槁、憔悴，皮肤容易衰老，严重影响精神面貌。因此，应当谨慎饮酒。

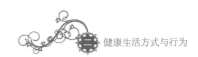

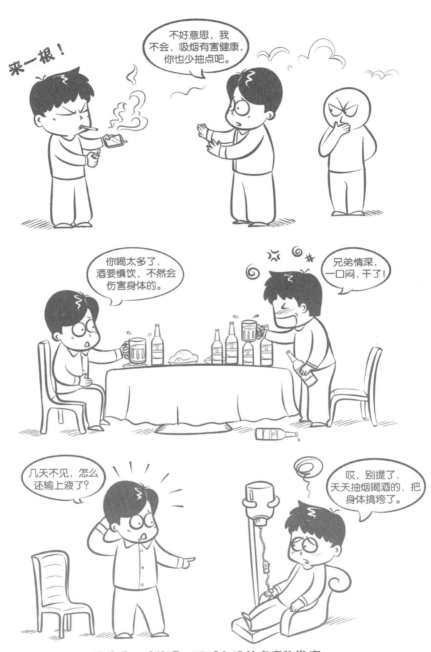

不抽烟、慎饮酒，可减少相关疾病的发病。

（二十三）人老脚先老，足浴有较好的养生保健功效。

根据生物全息理论，足被誉为人体的"第二心脏"，对于我们的生命具有重要意义。"树枯根先竭，人老脚先衰。"双脚的衰老正是人体生命机能衰退、减弱的信号。作为全身阴脉的聚集地，寒邪易从足部生，而足部寒冷也易引发全身寒证，因此有"脚寒百病生"的说法。如何让这一阴气重地暖和起来呢？"睡前一盆汤"是一种有效的养生保健方法。

用热水泡脚具有促进气血运行、温煦脏腑、通经活络的作用。"春天洗脚，升阳回脱；夏天洗脚，暑湿可祛；秋天洗脚，肺调肠濡；冬天洗脚，丹田湿灼。"这首民谣讲述了四季足浴的各种益处。春天足浴可以提升阳气，防治内脏下垂；夏天足浴可以祛除暑湿，防治中暑，提振食欲；秋天足浴可以调养肺气，濡养肠燥；冬天足浴可以温煦丹田，滋养全身。现代医学研究亦证明，足浴可以促进人体血液循环，改善毛细血管状态，改善全身组织的营养状况，加快身体的新陈代谢，使人体感到轻松愉快，对很多疾病的治疗具有辅助作用。

坚持每晚睡觉前用热水（保持在42℃为宜）泡脚20分钟，可以驱除寒气，促进血液循环，有利于提高睡眠质量，预防风寒感冒。用中药泡足亦可有效预防各种常见病。如"当归干姜

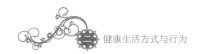

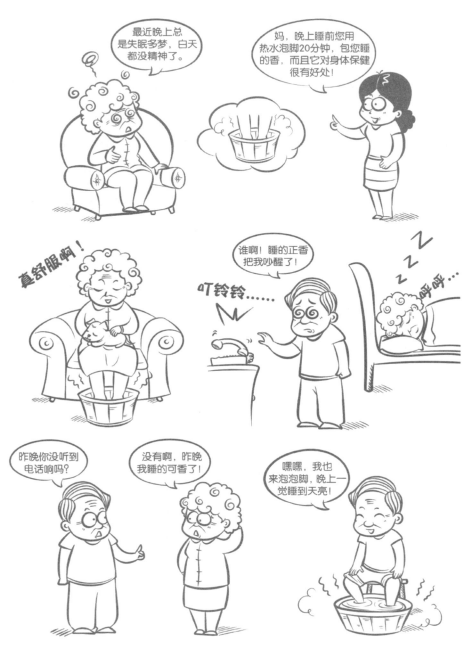

人老脚先老，足浴有较好的养生保健功效。

浴"可以暖身祛寒、行气活血。取干姜 50 克，附子 50 克，党参 50 克，当归 50 克，吴茱萸 50 克，加清水 8 碗，煎煮 45 分钟，去掉药渣，取用药液，泡足 20～30 分钟，适用于气血循环较差、体寒脚冷的人进行调养。又如"荆芥防风浴"可以发汗解表、预防外感。取羌活 50 克，独活 50 克，防风 50 克，荆芥 50 克，紫苏叶 25 克，加清水 8 碗，煎煮 45 分钟，去掉药渣，取用药液，泡足 20～30 分钟，可以有效地预防风寒感冒。

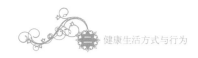

（二十四）节制房事，欲不可禁，亦不可纵。

房事养生是我国古代养生学的一大特色，有着悠久的历史和丰富的内涵。在倡导普及性保健知识的今天，研究和借鉴古人房事养生的科学理论有着积极的意义。中医房事养生总的来说可以概括为：欲不可禁，亦不可纵，要有时、有节，慎房事以养生。

男女阴阳之气和顺合一、协调相济是健康长寿的一个重要基础。实践证明，适度而愉快的房事活动对人的精神与身体健康是有益的。顺应四时的气候变化，根据人体的阴阳消长，科学、合理地调整房事，将有利于保肾固精、延年益寿。

春季万物复苏，人体身心舒展、畅达，此时适度增加性生活将有助于机体组织器官的新陈代谢，促进身体健康。夏季草木繁盛，阳气浮长，性的欲望也相对增强，性生活应随其意愿，使体内的阳气不受任何阻碍地向外宣通发泄。秋季草木凋零，阳气内敛，应该安定神志，克制欲望，减少性生活，使体内的阳气不再过多地向外发泄，以贮藏精气，为抵御冬季的严寒准备条件。冬季万物潜匿，阳气潜藏，这个季节应节制性生活，如果恣情纵欲，势必导致体内的精气过多地外泄，机体抗病能力低下，容易引发各种疾病，不能为明春打下良好的基础。

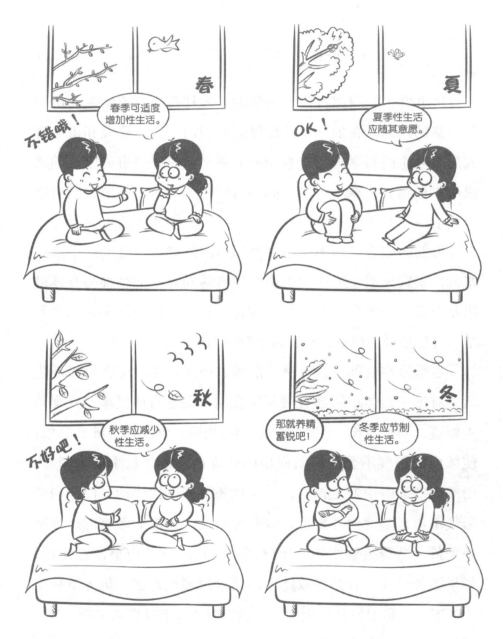

顺应四时的气候变化，科学、合理地调整房事，将有利于保肾固精、延年益寿。

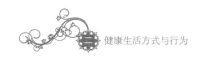

（二十五）体质虚弱者可在冬季适当进补。

俗话说："冬季进补，开春打虎。"冬季是一年之中最寒冷的季节，人体处在滋养、贮藏阴精的时期，是扶持虚弱、调理、进补的最佳时期。中医认为，冬季进补与平衡阴阳、疏通经络、调和气血有着密切关系。对于年老体衰或者体质虚弱的人而言，严寒可能加剧机体功能减退，使抵抗能力低下，通过进补将有利于改善营养状况，增强机体免疫功能，提高机体的御寒能力，促进机体功能的康复。冬季进补还能调节体内的物质代谢，使营养物质转化的能量最大限度地贮存于体内，有助于体内阳气的升发，为来年的身体健康打好基础。

中医认为，冬季寒邪偏盛，易伤肾阳，因此补肾温阳、培本固元、强身健体应当成为冬季进补的首要原则。冬季调养摄取的食物宜温性、热性，常用鹿肉、狗肉、羊肉、麻雀、韭菜、虾仁、栗子、胡桃仁来温补肾阳；以海参、龟肉、芝麻、黑豆等填精补髓。按照现代营养学的观点，冬季温补类的食品热量较高，有着极为丰富的蛋白、脂肪、糖、矿物质等。因此，对于肥胖者而言，冬季进补应当搭配食用一些富含蛋白质、维生素和易于消化的食物，包括：粳米、籼米、玉米、小麦、黄豆、豌豆等谷物及豆类；韭菜、香菜、大蒜、萝卜、黄花菜等蔬菜；鳝鱼、鲤鱼、鲢鱼、带鱼、虾等水产品。

　　冬季进补还需针对自身的体质类型，因人而异。以温补为主的进补方式，仅适用于体质为阳虚或体内有寒湿的人群，而不适宜体质属阴虚火旺和有实热证的人群。如果有大热、大渴、便秘、五心烦热等症状，或患有急性病，应当暂停进补，待病情稳定，且请医生诊治后才可继续进补。正常体质的人群更要注意选择抗衰老、强身健体的药膳，这样既能补充足够的营养，又能保护人体的阳气。

　　值得注意的是，腻滞厚味的滋补品不宜过量摄食，否则可能伤及脾胃，损害健康。许多人习惯于在冬季服用人参、鹿茸、阿胶、黄芪等，这些补品对人体各有益处，但如果服用不当则不仅不会见效，还会带来一些副作用。所以，冬季进补首先应遵循"药补不如食补"的原则，病后肠胃功能虚弱的人更应注意。

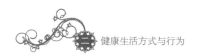

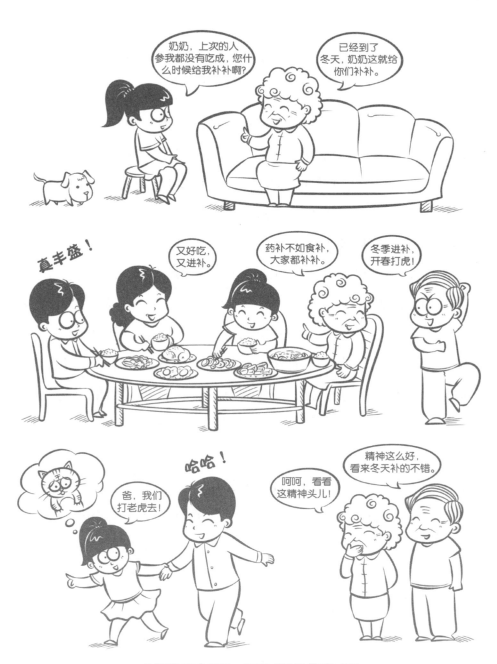

冬季是扶持虚弱、调理进补的最佳时令。

（二十六）小儿喂养不要过饱。

元代著名儿科医家曾世荣在《活幼心书》中写道："四时欲得小儿安，常要三分饥与寒；但愿人皆依此法，自然诸疾不相干。"这句话的意思就是：如果想要幼儿四季安康，就要让其适度地忍受饥饿，耐受寒凉，从而有效地保护机体和脏腑。对于小儿来说，全身各个器官都处于稚嫩的阶段，他们的活动能力较为有限，消化系统更是如此。如果摄食过多、过饱，则容易损伤小儿的脾胃。

父母在给小儿喂食时一定要把握好度，以"七分饱"为最佳，这样既能保持正常的食欲，保证生长发育所需的营养，又不会因为吃得太饱而加重消化器官的工作负担。如果小儿长期摄食过量，极易引起脑疲劳，造成大脑早衰，影响大脑发育，导致智力偏低。此外，吃得过饱还会造成肥胖症，从而严重影响骨骼生长，限制宝宝的身高和发育。

值得注意的是，不少父母有听到哭声就迅速给小儿哺乳或者喂食的习惯，这是不科学的。作为父母，要细心观察，学会区分宝宝的哭声，了解每次的哭声是饥饿、干渴、排泄的信号，还是身体不适或者情绪不适的表达，从而有针对性地给予满足。如果不加区分地采取喂食措施，将有可能导致小儿长大后采取暴饮暴食的方式来满足身心需要，缓解精神压力，从而引发暴

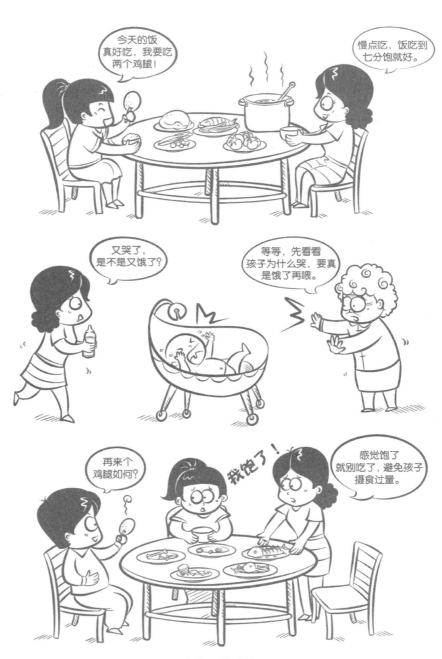

小儿喂养不要过饱。

食症。

避免小儿摄食过量，可在以下三个方面加以注意：

1. 给小儿的喂食量要少于你想象的量，如果孩子没吃饱的话，让他自己再向你要。

2. 当小儿开始不专心吃饭，或说"不要"的时候，应拿走食物，不要迫使孩子多吃。

3. 让小儿慢慢进食，这样有助于提高其对饥饿的忍耐性和保持食欲，并可调节进食量。

三

常用养生保健内容

（二十七）情志养生：运用控制和调节情绪以达到身心安宁、情绪愉快的养生方法。

中医将情志归纳为七种：喜、怒、忧、思、悲、恐、惊，也就是人们常说的"七情"。"七情"作为人体正常的精神活动，对机体的生理功能起着协调作用，因此并不会使人致病。但是，突如其来、强烈或长期、持久的情志刺激，一旦超过了人体所能调节的范围，就会使人体气机紊乱，精血亏损，脏腑阴阳气血失调，从而导致疾病的发生。

中医认为，情志顺畅，气机条达，脏腑之间和谐相安，机体的正常功能就不会受到干扰，如果情绪不好，情志失常，则容易罹患身心疾病。正所谓"喜怒无常，过之为害"，七情太过则会损伤五脏。"太过"有两种表现形式：一种是情绪波动太大、太激烈，如狂喜、盛怒、骤惊、大恐等突发性激烈情绪，往往会很快致病伤人；另一种是七情持续时间太长、太久，如久悲、过于思虑、时常处于不良的心境，皆可积而成病。

过喜伤心，突然过度的狂喜，会导致心气涣散、血运无力而瘀滞，出现心悸、心痛、失眠、健忘等疾病。过怒伤肝，轻者肝气郁滞，食欲减退，重者面色苍白、四肢发抖，甚至昏厥、死亡。悲忧伤肺，轻者愁眉苦脸，闷闷不乐，意志消沉，重者难以入眠、精神委顿或紧张、烦躁，引发心肺郁结，出现咳喘、

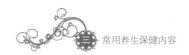

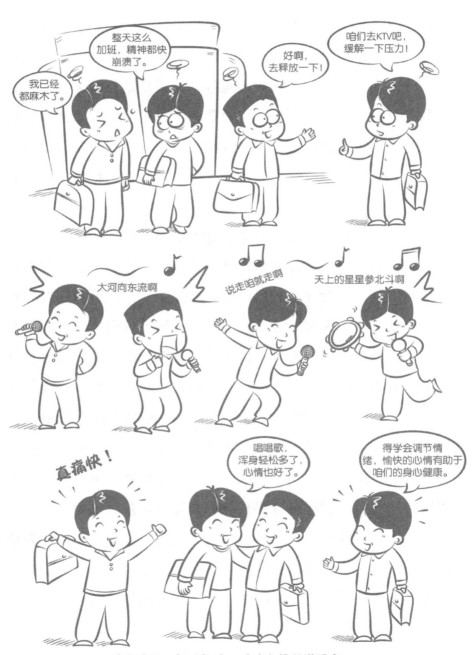

情志顺畅，气机条达，脏腑之间和谐相安。

呃逆、呕吐、纳呆、失眠、便秘、阳痿、癫痫等病症，甚至诱发癌症或其他疑难重症。过思伤脾，思虑过度，导致脾胃运化失职，出现食欲不振、饮食不化等消化道疾病。惊恐伤肾，长期的心跳加速、恐惧不安、精神紧张，或是突如其来的强烈恐惧体验，会严重消耗肾气，导致精气下陷、升降失调，出现大小便失禁、遗精、滑泄等症状，严重者还会发生精神错乱、癫病或昏厥。

现代医学研究证明，情志因素可以影响诸多疾病的产生、预后和转归。七情太过可导致神经系统的严重失调，引起各种神经官能症，包括神经衰弱、癔症和强迫症，严重时还可导致精神错乱、行为失常。情绪持续紧张和精神过度疲劳可引起心血管病。长期的情绪刺激不仅影响消化系统的功能，导致食欲减退、恶心、呕吐、呃逆、反胃、便秘、腹痛、腹泻等症，还会引发各种器质性病变，如慢性胃炎、消化性溃疡、结肠过敏、慢性结肠炎等。过悲或过惊的情绪体验，可引起胸闷、气急、心率改变、面色苍白、头额冒汗、哮喘等呼吸系统疾病。频繁的情绪波动还可引起内分泌系统的紊乱，紧张、焦虑、压力等负面情绪可导致糖尿病、甲状腺功能亢进等。情绪还被认为是诱发癌症的一个非常重要的因素，过度紧张、刺激、忧郁、悲伤可以导致胸腺退化，免疫性 T 淋巴细胞成熟受阻，抑制人体的免疫功能，从而引发癌症。

作为中医养生的四大基石之一，情志养生是通过控制和调

节情绪从而达到身心安宁、情绪愉快的目的。从古至今，人们已经形成了多种情志养生的方法，大致上我们将其归纳为两大类：传统养神法和现代养心法。

1. 传统养神法

（1）**情感节制法** 即节制、调和情感，防止情绪过激，维持心理平衡。克服急躁、焦虑、忧郁、紧张的情绪，保持慎思、戒怒的习惯，避免不良的精神刺激。保持平和、乐观、愉快的心态，做到知足常乐、清心寡欲。

（2）**宣泄法** 即通过倾诉、记日记、高歌、痛哭等形式，合理地表现自身的情感诉求，使之诉于外而不内郁于心，从而达到身心健康的目的。

（3）**转移法** 又叫移情法，即通过一定的方法和措施改变人的情绪和意志，以摆脱不良情绪。比如，采取移情易性的方法，分散患者对疾病的注意力，使其思想焦点从疾病转移到他处；或者改变周围环境，使患者不与不良刺激因素接触。采用移情法可以结合当事人的意愿，培养其有益心身健康的兴趣，如音乐欣赏、书法、绘画、种花、养鸟、弈棋、垂钓及外出旅游等，达到排解愁绪、寄托精神、怡养心志、舒畅情怀的目的。思虑过度、心情压抑时，到郊外旷野锻炼或消遣，借助山清水秀的环境来舒缓压力、调节情绪。情绪激动或与别人争吵时，可以通过参加体育锻炼或者适当的体力劳动来释放情绪，消除精神紧张。

（4）**情志相胜法**　又叫以情制情法，即根据情志及五脏间存在的阴阳五行的生克原理，达到协调、平衡情志的目的。如大喜伤心，以恐胜之；过思伤脾，以怒胜之；过悲伤心，以喜胜之；过恐伤肾，以思胜之；过怒伤肝，以悲胜之。这一观点被历代医家应用于养生学中，但要注意刺激的强度，即用于治疗的情志刺激，要超过、压倒致病的情志因素，可以采用突然的强大刺激或持续不断的强化刺激，这样才能达到以情胜情的治疗目的。

（5）**药物养生法**　不少中药对情志疾病具有调节和治疗作用。如合欢花可以解郁除怒、和志安神，治疗失眠；萱草可使人开怀忘忧，故又被称为"忘忧草"；人参可以滋养精神、安魂定魄，治疗惊悸；龙眼肉可以补益心脾，养血安神；远志可以安神益智，治疗健忘；天麻可以治疗语多恍惚、善惊失志；柏子仁可以滋养心气、益智宁神。

2. 现代养心法

（1）**劳逸结合，有张有弛**　休息和睡眠都有助于缓解情绪压力、稳心定神、克服恶劣情绪。在繁忙的工作、学习之余，一定不要忘记进行适度的休闲娱乐活动，还要保障充分的睡眠和休息。

（2）**移情易性，舒缓压力**　沉浸于美妙的音乐当中，或者

放声歌唱，可使大脑产生一种令人心情安定、快乐的物质——内啡肽。寄情于山水之中，通过欣赏花草的颜色、感受花草的气味而体会大自然的生机，有助于调节心境和情绪。

（3）**心理调节，升华感情** 正确认识自己的情绪、情感，提高心理调节和情绪管理能力，改善认知能力和思维习惯，提升心理健康水平。如果长期的情绪困扰已对自己的生活质量产生严重影响，应当主动求助于专业的心理咨询机构。

（4）**讲究交际，多交朋友** 适当参加社会活动，多与社会接触，多和他人交流，与人交往并建立良好的关系，可以消除孤独感，丰富个人生活。

（5）**培养爱好，扬长避短** 适当增加业余爱好，如养鱼、养花、绘画、下棋、听音乐等，不仅可以增加生活情趣，还能保持良好的大脑功能，促进身心健康，对防治身心疾病大有裨益。

（6）**运动锻炼，养心健体** 加强体育锻炼，可以使经络通畅、气血调和，还可使阴阳偏盛偏衰得以恢复平衡。参加气功、太极拳、体操、练剑、慢跑、散步等户外活动，在运动中获得欢乐，从而增强体质和神经的调节能力。

（二十八）饮食养生：根据个人体质类型，通过改变饮食方式，选择合适的食物，从而获得健康的养生方法。

饮食养生又称"食养""食补"，泛指利用饮食来达到营养机体、保持健康或增强体质的活动。我国历代医家都主张"药疗不如食疗"，饮食养生不仅能够滋养身体、预防疾病，还能起到延缓衰老、延年益寿的作用。

1. 饮食养生的四种补益方法

平补法是指应用性质平和的食物进行补益的方法，适用于身体偏虚的人群，一年四季均可食用。

清补法是指应用偏凉或有泻实作用的食物进行补益的方法，适用于偏于实热体质的人群，或者在夏、秋季节食用。

温补法是指应用性属温热的食物进行补益的方法，适用于因阳气虚弱而有畏寒肢冷、神疲乏力等症状的人群，或者在冬、春季节食用。

峻补法是指应用补益作用较强、显效较快的食物进行补益的方法，适用于体虚、需要尽快进补的人群，应根据体质、季节、病情等因素适当进补。

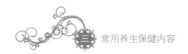

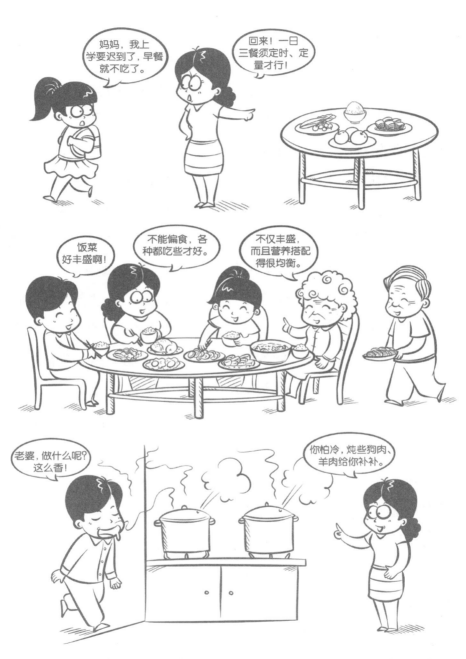

饮食养生是根据个人体质类型，改变饮食方式，选择合适食物的养生方法。

2. 饮食养生的六大原则

一是要天人相应。人的饮食应与自己所处的自然环境相适应，比如生活在潮湿环境中的人群，应当适量地多吃一些辛辣食物来驱除寒湿。不同季节的饮食也要同当时的气候条件相适应，如冬季天气寒冷，应多选用温热食物以增温祛寒，并佐以辣椒、花椒、肉桂等辛热之品以增加温热的功效。夏天气候炎热，应多选用寒凉食物以消暑解热，如主食多吃小米、大麦类食品，多喝些绿豆汤，多吃些水果、西瓜等寒凉食物。

二是要调补阴阳。结合个体的体质差异，通过合理饮食的方法来调节人体阴阳平衡。比如人们常用甲鱼、龟肉、银耳、燕窝等来养阴生津、滋阴润燥，以补阴虚；用羊肉、狗肉、鹿肉、虾仁等温肾壮阳、益精填髓，以补阳虚。

三是要结合体质，审因用膳，根据个人的机体状况来合理调配膳食。比如体质健壮者，应该饮食清淡，不宜过多食用膏粱厚味及辛辣之品。体质虚弱者，应该适量多吃禽、蛋、肉、乳类补虚作用较好的食品，少食用寒凉的蔬菜、水果等。因阳虚而有畏寒肢冷、神疲乏力等症状者，应多吃一些羊肉、狗肉、虾类等温热壮阳的食品，忌用田螺、蟹肉等寒凉之品。阴虚而有五心烦热、口燥咽干等症状者，应多吃一些蔬菜、水果及乳类制品，忌用辛辣的温热之品。

四是要保证营养，五味协调。日常饮食要注重合理调配，

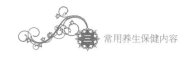

全面配伍，不能有所偏嗜，这样才能满足人体所必需的六类营养物质。

五是要饮食有节，保证定时、定量进餐，做到细嚼慢咽，保持愉快的就餐心情。

六是要注意卫生，不吃腐败之物，少吃寒凉、生冷的食物，坚持饭后漱口，养成饭后做适量运动的习惯，避免饱食入睡。

3. 常见的四类滋补食物

*补气类食物：*大米、小米、黄米、糯米、大麦、小麦、筱麦、黄豆、白扁豆、豌豆、土豆、白薯、山药、胡萝卜、香菇、鸡肉、牛肉、兔肉、青鱼、鳞鱼等。

*补血类食物：*胡萝卜、龙眼肉、荔枝肉、桑椹、血豆腐、动物肝脏、动物肉类、海参、平鱼等。

*补阳类食物：*韭菜、刀豆、核桃仁、羊肉、狗肉、鹿肉、动物肾脏、鸽蛋、海虾、淡菜等。

*滋阴类食物：*白菜、梨、葡萄、桑椹、枸杞子、黑芝麻、银耳、黑木耳、百合、甲鱼、龟肉、乌贼、鳝鱼、牛奶、猪肉等。

4. 四季饮食养生的原则和方法

春季饮食养生的原则是：主食中选择高热量的食物，保证充足的优质蛋白质和维生素。早春时期，为冬春交换之时，适宜进食偏于温热的食物，并注意补充足够的蛋白质，饮食中除米、面、杂粮之外，还可增加一些豆类、花生、乳制品等。春季中期，天气骤冷骤热，变化较大，在气温较高时可增加青菜的食量，减少肉类的食用。春季晚期，为春夏交换之时，气温偏热，适宜进食清淡的食物，并注意补充足够的维生素。中医还认为春季为肝气旺盛之时，不宜多食酸味以使肝气过盛而损害脾胃，所以应少食酸味食品。

夏季饮食养生的原则是：饮食以清淡为主，保证充足的维生素和无机盐，适量补充蛋白质。夏季炎热而出汗较多，体内丢失的水分多，脾胃消化功能较差，多进稀食是重要的饮食养生方法，因此应当多食粥、喝汤。夏季阳气旺盛，活动较多，身体消耗大，应当注意补充营养物质，如优质的蛋白质，如鱼、瘦肉、蛋、奶和豆类等；充足的维生素，如西红柿、青椒、冬瓜、西瓜、杨梅、甜瓜、桃、李子、梨等新鲜蔬果。夏季还要摄入足够的水分和无机盐，特别要注意多饮水及补充钾，豆类或豆制品、香菇、水果、蔬菜等都是钾的很好来源。要多吃些清热利湿的食物，如西瓜、苦瓜、桃、乌梅、葛根、西红柿、黄瓜、绿豆等。解暑的饮料中以茶水为最佳，特别是绿茶，具有消暑解渴、清热泻火的作用。

秋季饮食养生的原则是：饮食荤素搭配，多食清凉多汁的蔬菜、水果，适量地补充蛋白质和无机盐。秋季前期较温燥，饮食养生方法要以清热滋润为主，应坚持二粥一汤的饮食方法，

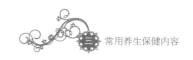

即早晚食粥，午餐喝汤，但粥汤的配料有所不同。煮粥时可以加些切碎的梨块，具有生津止渴、滋阴润燥、止咳化痰的作用；或者加些百合，具有润肺止咳、养心安神的作用；加入用水发好的银耳，亦有滋阴润肺、养胃强身的作用。羹汤类则以西红柿鸡蛋汤为佳，蛋白质及维生素丰富并且有利于消化吸收。秋季后期较凉燥，饮食养生方法要以祛寒滋润为主，并适当地增加蛋白质和热量较高的食物。除了梨粥、百合粥、银耳粥外，还可增加瘦肉粥以补充蛋白质的消耗，并可食用栗子粥、桂花莲子粥、龙眼肉粥、红枣粥等。应多食一些温性蔬果，如南瓜、葱、姜、香菜、桃、杏、大枣、荔枝、乌梅等。

冬季饮食养生的原则是：适量地进食高热量的饮食以补充热量的消耗；增加温热性食物以增强机体的御寒能力；补充足够的维生素和矿物质。冬季养生的原则是要避寒就暖，敛阳护阴，以收藏为本，是一年四季当中进补的最佳时节。中医认为，冬季应多食用一些偏于温热的食物，特别是能够温补肾阳的饮食，以增强机体的御寒能力。

5. 冬季进补的常用药膳

（1）**当归生姜羊肉汤**　当归20克，生姜30克，羊肉500克，黄酒、调料适量。将羊肉洗净，切为碎块，加入当归、生姜、黄酒及调料，炖煮1~2小时，食肉喝汤。具有温中补血、祛寒强身的作用，适用于神疲乏力、面色苍白、畏寒怕冷等阳气虚弱的人群。

（2）**羊肾红参粥**　羊肾1只，红参3克，大米100克，调料少许。将羊肾切开，剔去内部白筋，切为碎末，红参打为碎末，大米洗净，加入适量水及调料，煮1小时食用。具有益气壮阳、填精补髓的作用，适用于虚弱无力、腰膝酸软、畏寒怕冷、耳聋、耳鸣、性功能减退等肾阳不足的人群。

（3）**胡桃仁饼**　胡桃仁（或核桃仁）50克，面粉250克，白糖少许。将胡桃仁打为碎末，与面粉混合在一起，加水适量，搅拌均匀，烙为薄饼食用。具有补肾御寒、润肠通便的作用，适用于肾虚腰痛腿软、畏寒、怕冷、大便干结等肺肾两虚的人群。

（4）**参归羊肉**　红参10克，当归2克，羊肉500克，调料少许。将羊肉洗净切块，与红参、当归、调料放入砂锅中，加水适量，用慢火炖煮1~2小时，待水耗干、羊肉熟烂时停火食用。具有益气补血、强体抗寒的作用，适用于体质虚弱、面色苍白、四肢无力、畏寒、怕冷等气血两虚的人群。

（二十九）运动养生：通过练习中医传统保健项目的方式来维护健康、增强体质、延长寿命、延缓衰老的养生方法，常见的养生保健项目有太极拳、八段锦、五禽戏、六字诀等。

运动养生是指通过活动身体来维护健康、增强体质、延长寿命、延缓衰老的养生方法。中医传统保健项目以中医的阴阳、脏腑、气血、经络等理论为基础，以养精、练气、调神为运动的基本特点，强调意念、呼吸和躯体运动相配合，经过历代养生家的不断总结和补充，逐渐形成了"运动肢体、自我按摩以练形，呼吸吐纳、调整鼻息以练气，宁静思想、排除杂念以练意"的独特保健方法。

1. 常见的徒手养生保健项目

（1）**太极拳** 是一种拳法，以中国传统儒、道、哲学中的太极、阴阳辩证理念为核心思想，集颐养性情、强身健体、技击对抗等多种功能为一体，强调练习者对意、气、形、神的锻炼，对个体的身心健康有着极为重要的促进作用。太极拳动作柔和，速度较慢，拳式并不难学，而且架势的高低、运动量的大小都可以根据个人体质的而有所不同，能适应不同年龄、体质的需要。太极拳松沉柔顺、圆活畅通、用意不用力的运动特点，既可消除练拳者原有的拙力僵劲，又可避免肌肉、关节、韧带等器官的损伤；既可改变人的用力习惯和本能，又可避免因用力和呼吸不当引起的胸闷、紧张、气血受阻，具有较高的安全性。太极拳能够有效地改善人体的气血运行，对脑的功能起着积极的调节和训练作用，还可对腰、颈、腿、脚、关节、韧带、肌肉以及眼神等身体部位起综合调治的作用。

（2）**八段锦**　是一种气功功法，因其动作舒展优美，如锦缎般优美、柔顺，又因其功法共分八段，每段一个动作，故名为"八段锦"。整套动作柔和连绵，滑利流畅，有松有紧，动静相兼，气机流畅，骨正筋柔，适合各年龄段的人锻炼。八段锦在姿势上分为站式和坐式两种，站式要求双脚微分，与肩同宽，运动量比较大；坐式要求盘膝正坐，练法恬静，运动量小，适于起床前或睡觉前穿内衣锻炼。八段锦的每一段动作都有明确的健身目的，综合起来对五官、头颈、躯干、四肢、腰、腹等全身各部位及相应的内脏、气血、经络都能起保健、调理的作用。

（3）**五禽戏**　是一种气功功法，通过模仿虎、鹿、熊、猿、鸟（鹤）五种动物的动作，以达到治病养生、强身健体的目的。熊戏可以加强脾胃功能，增加体力；鹤戏可以增强肺功能，调运气血，疏通经络；虎戏可以填精益髓，强腰健肾；鹿戏可以舒展筋骨；猿戏可以灵活肢体。五禽戏是一种外动内静、动中求静、动静俱备、有刚有柔、刚柔相济、内外兼修的仿生功法。

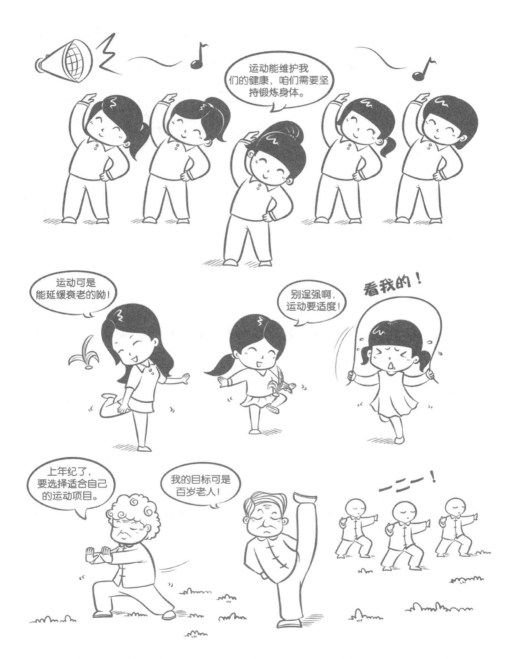

运动养生是指通过活动身体来维护健康、增强体质、延长寿命、延缓衰老的养生方法。

锻炼时要注意全身放松，意守丹田，呼吸均匀，做到外形和神气都像五禽。由国家体育总局新编的简化五禽戏，每戏分为两个动作，分别为：虎举、虎扑；鹿抵、鹿奔；熊运、熊晃；猿提、猿摘；鸟伸、鸟飞。每种动作都是左右对称，各做一次，并配合气息进行调理。经实践证明，这是一个简单、易学、有效、安全的好版本。

（4）**六字诀** 是一种吐纳法，通过呬、呵、呼、嘘、吹、嘻六个字的不同发音口型及唇、齿、喉、舌的用力不同，以牵动脏腑、经络、气血的运行。其中嘘（xū）字功可以平和肝气、呵（hē）字功可以补益心气、呼（hū）字功可以助培脾气、呬（xì）字功可以补益肺气、吹（chuī）字功可以补益肾气、嘻（xī）字功可以调理三焦。六字诀的最大特点是强化人体内部的组织机能，通过呼吸导引，充分诱发和调动脏腑的潜在能力来抵抗疾病的侵袭，防止随着人的年龄增长而出现过早的衰老。六字诀的预备式为：两足开立，与肩同宽，头正颈直，含胸拔背，松腰松胯，双膝微屈，全身放松，呼吸自然。配合顺腹式呼吸（吸气时让腹部凸起，吐气时压缩腹部使之凹入的呼吸法），先呼后吸，呼时读字，同时提肛缩肾，体重移至足跟。每个字读六遍后，调息一次，稍事休息，恢复自然。

2. 运动养生的基本原则

（1）**强调动静结合** 运动养生要求动静兼修、动静适宜。

运动时，要一切顺乎自然，进行自然调息、调心，保持神态从容，摒弃杂念，神形兼顾，内外俱练，做到动于外而静于内。这样在锻炼过程中内练精神、外练形体，使得内外和谐，体现出"由动入静""静中有动""以静制动""动静结合"的整体思想。

（2）**提倡持之以恒** 只有长期坚持运动，才会稳定地提高人体新陈代谢的能力，有效改善机体内环境。因此，即便工作忙碌，也应该定期进行一些短时间的锻炼。若因病或其他原因不能到野外或操场锻炼，亦可在院内、室内、楼道内做原地跑、原地跳、广播操、太极拳等运动。

（3）**讲究运动适度** 如果运动过后出现食欲减退、头昏、头痛，自觉劳累汗多、精神倦怠，那么说明运动量过大，超出了机体耐受的限度，这时身体反而会因过劳而受损。因此，应当以每次锻炼后感觉不到过度疲劳为适宜。脉搏及心跳频率也可作为运动量的指标，对于正常成年人的运动量，以每分钟心率增加至 140 次为宜；对于老年人的运动量，以每分钟增加至 120 次为宜。

（4）**注重循序渐进** 养生运动应讲究顺乎自然，任何疲劳和痛苦都是不必要的，要轻轻松松地渐次增加活动量，不能一口吃成个胖子。正确的锻炼方法是运动量由小到大，动作由简单到复杂。比如跑步，刚开始练跑时要跑得慢些、距离短些，经过一段时间的锻炼，逐渐增加跑步的速度和距离。

（5）**注意因时制宜** 一般来说，选择早晨进行室外运动比较好，可以把积聚在身体内的二氧化碳排出来，吸进更多的氧气，使身体的新陈代谢增强，为一天的活动打好基础。午睡前后或晚上睡觉前也可运动，帮助消除一天的紧张，轻松进入梦乡，但运动不要太激烈，以免引起神经系统的兴奋而影响睡眠。较为剧烈的运动不适宜在吃饭前后进行，饭前运动容易发生低血糖，饭后运动则会影响消化，还可引起胃下垂、慢性胃肠炎等疾病。

（6）**注意因人制宜** 对于老年人来说，由于肌肉力量减退，神经系统反应较慢，协调能力差，宜选择动作缓慢柔和、肌肉协调放松、全身能得到活动的运动，如步行、太极拳、慢跑等。对于身强力壮的年轻人，可以选择运动量大的锻炼项目，如长跑、打篮球、踢足球等。此外，依据每个人工作性质的不同，所选择的运动项目亦应有所区别，如长时间站立者易发生下肢静脉曲张，运动时就不宜多跑多跳，应仰卧抬腿；经常伏案工作者要选择扩胸、伸腰、仰头的运动项目，又因用眼较多，还可进行望远活动。

3. 简易运动养生八法

（1）**头常抬** 头部由前向后慢慢抬起，反复做24次。能防治颈椎病、头晕、头痛。

（2）**胸常撸** 两手掌面在胸部自上而下反复撸胸24次。能

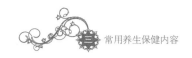

防治咳喘症、心脏病、抑郁症。

（3）**肩常摇** 两手臂由下向后、向上、向前、再向下摇动20次。能防治肩周炎和上肢酸痛、麻木。

（4）**丹常养** 两目轻闭，两手掌心重叠放在肚脐下方小腹部，意念轻轻地集中在小腹部约5分钟。能提高人体精力、体力、智力、免疫力、活力。

（5）**腰常转** 将两手掌心轻轻地放在两侧腰部的肾俞穴上，指尖朝下，慢慢地向顺时针和逆时针方向各旋转3次，随后以脊柱为轴，再向左侧和右侧各转腰3次。能防治腰椎病、腰肌劳损、肾脏病。

（6）**腿常跷** 一侧下肢着地，另一侧下肢伸直上跷，固定在一定高度，约5分钟，两腿交替。能防治下肢肌肉萎缩、增强下肢的活动力量。

（7）**膝常蹲** 两膝稍屈、伸直，反复做20次。能防治膝关节炎、增强下肢肌力。

（8）**跟常颠** 两脚跟慢慢跺起后用力下颠，反复做7~10次。能防治多种慢性病，提高体力、智力。

（三十）时令养生：按照春、夏、秋、冬四时节令的变化，采用相应的养生方法。

时令养生又称因时养生，是指按照时令的阴阳变化规律，运用相应的养生手段来调节饮食、起居以及情志等各方面，从而达到健康长寿的目的。

1. 时令养生的原则

（1）**春夏养阳，秋冬养阴** "所以圣人春夏养阳，秋冬养阴……"这句话出自中医经典《黄帝内经》中的养生名篇《素问·四气调神大论》。所谓春夏养阳，重点是要生、长；而秋冬养阴，重点是要收、藏。这是建立在阴阳互根规律基础之上的养生、防病的积极措施。春夏两季，随着气温上升以及昼长夜短的变化，人体阳气处于不断生长、升发的旺盛状态，应当顺势而为，以调养阳气为主。秋冬两季，气候逐渐变凉，进入昼短夜长的时节，人体阳气开始收敛、蛰伏，阴精潜藏于体内，应当顺势而收，以保养阴精为主。春夏养阳，可以有效改善秋冬阴寒偏盛的情况，若春夏不能养阳，使身体受到风、凉、生、冷等刺激而伤及体内阳气，就会导致秋冬多疾患。秋冬养阴亦可防治春夏阳气偏盛所致的疾病，若秋冬不能养阴，因纵欲过度而伤及了体内阴气，就会导致春夏多火证。

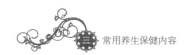

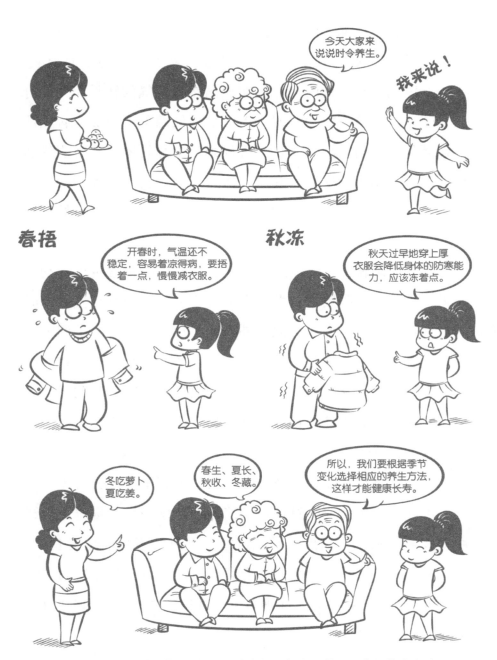

时令养生是按照春、夏、秋、冬四时节令的变化，采用相应的养生方法。

（2）**春捂秋冻**　所谓春捂秋冻，是指开春不要急于脱减衣物，入秋也不要过早过多地增加衣服。春季阳气初生而未盛，阴气始减而未衰，此时人体的肌表虽然顺应气候转暖而开始舒张、疏泄，但抗寒能力相对较差。加之气温乍寒乍暖，必须注意保暖御寒，防止感冒。秋天气候则是由热转寒，此时阴气初生而未盛，阳气始减而未衰，人体肌表处于疏泄与致密交替之际，阳气亦开始收敛，因此不宜一下子添衣过多，以免妨碍阳气的收敛。

（3）**慎避虚邪**　人体适应气候变化以保持正常生理活动的能力，是有一定限度的，尤其在天气剧变，出现反常气候的时候，更容易感染风寒、暑湿等外邪而发病。尤其是二十四节气中的立春、立夏、立秋、立冬、春分、冬至八个节气，它们是季节气候变化的转折点，体弱多病的人往往在交节时刻感到不适，而一些急病重症往往在节气前后发病甚至死亡。因此，一定要注意交节变化，重视交节前后的自我调护，避免外邪入侵。节气前后数日要注意保存体力，不要熬夜，不要过分劳累，尤其不可汗出当风；要注意保持情绪的稳定乐观，尽量避免情绪冲动；要注意饮食适度，不吃过寒、过热及不易消化的食物；要注意及时增减衣物，谨防外邪侵袭机体；对于年老体弱者可适当服些保健药物（如六味地黄丸、补中益气丸等），并随身携带一些救急药物以防万一。

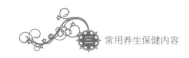

2. 四季养生的重点和方法

（1）**春季养生** 春回大地，阳气升发，冰雪消融，蛰虫苏醒，自然界生机勃勃，欣欣向荣。所以，春季养生在精神、饮食、起居诸方面都必须顺应春天阳气升发、万物始生的特点，注意保护阳气，着眼于一个"生"字。

情志调养：春属木，与肝相应。肝主疏泄，在志为怒，喜调达而恶抑郁。所以春季养生，既要力戒暴怒，更要忌讳情志忧郁，应做到心胸开阔、乐观愉快，对待自然万物"生而勿杀，予而勿夺，赏而不罚"。在春光明媚、风和日丽的日子，应该踏青访柳，登山赏花，临溪戏水，行歌舞风，陶冶性情，使得自己的精神情志与春季的大自然相适应，以利春阳生发之机。

起居调养：春回大地，人体的阳气开始趋向于体表，皮肤逐渐舒展，肌表气血供应增多而肢体反觉困倦，往往日上三竿而睡意未消。然而，睡懒觉并不利于阳气的生发。因此，应当夜卧早起，清晨保持放松、舒适的衣着打扮，在户外信步漫行，以克服倦懒思眠的状态，帮助阳气升发。

饮食调养：春季阳气初生，宜食辛甘发散的食物（如麦、枣、豉、花生、葱、香菜等），不宜食酸收之品。酸味入肝，具有收敛之性，不利于阳气的生发和肝气的疏泄，过度食用还会影响脾胃的生理功能。

运动调养：经历了漫长的冬天，人体脏腑的阳气及运动能力都有所下降，因此入春后应当积极加强锻炼。应多到空气清新的地方进行活动，年老行动不便者可以趁着明媚的春光，多到公园、森林等处慢行或者远眺，以畅通气血，舒畅气机。

防病保健：随着春季气温的回升，温热毒邪开始活动，致病微生物随之生长繁殖，进入到流感、肺炎、麻疹、流脑、猩红热等流行病、传染病的高发时期。这时一定要讲卫生，清除致病菌，消灭传染源；要多开窗户，保持室内空气流通，要加强保健锻炼，提高机体的防御能力。用板蓝根 15 克，贯众 12 克，甘草 9 克，水煎服，用 1 周，对于预防外感热病效果良好。每天选足三里、风池、迎香等穴位进行保健按摩 2 次，可以增强机体的免疫功能。

（2）**夏季养生** 夏季烈日炎炎，雨水充沛，万物竞长，日新月异，阳气达到极盛时期。所以，夏季养生要顺应夏季阳盛于外的特点，注意养护阳气，着眼于一个"长"字。

情志调养：夏属火，与心相应，所以要重视心神的调养。要保持胸怀开阔，神清气和，快乐欢畅，对外界事物充满浓厚的兴趣，以利于气机的通泄。夏季炎热，应当调息静心，切勿心浮气躁，要凝神静气，努力感受"心静自然凉"的妙处。

起居调养：夏日炎热，常易导致出汗太多，令人头昏、胸闷、心悸、口渴、恶心，甚至昏迷，因此安排劳动或体育锻炼时一定要避开烈日，并加强防护。夏日的作息宜晚睡早起，睡眠时不宜使用风扇送风，更不宜夜晚露宿，有空调的房间也不

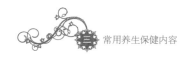

宜使室内外温差过大，以避免感染风寒。每天洗一次温水澡，可以有效地降低肌肉张力，促进血液循环，消除疲劳，改善睡眠，增强抵抗力。

饮食调养：夏季出汗多，盐分损失亦多，若心肌缺盐就会出现搏动失常，因此宜多食酸味以固表，多食咸味以补心。饮食不可贪寒、贪凉，尤其饱腹的时候受到寒凉刺激，更容易引发胃肠道疾病。气温高使得致病微生物极易繁殖，食物极易腐败、变质，肠道疾病多有发生，因此，一定要讲究饮食卫生，谨防病从口入。

运动调养：夏天运动锻炼，最好在清晨或傍晚较凉爽时进行，场地宜选择空气新鲜处。不宜做过分剧烈的运动，因为剧烈运动可致大汗淋漓，汗泄太多，不仅伤阴，也会损伤阳气。

防病保健：夏季酷热多雨，暑湿之气容易乘虚而入，导致中暑等疾病。为了预防中暑，应当注意劳逸结合，避免在烈日下暴晒，注意室内降温，保证充足的睡眠，讲究饮食卫生，同时备好人丹、十滴水、清凉油等防暑药物。如果出现全身明显乏力、头昏、胸闷、心悸、注意力不集中、大量出汗、四肢发麻、口渴、恶心等症状，便是中暑的先兆，应立即将病人移至通风处休息，解开衣服领口，给病人喝些淡盐水或绿豆汤，若用西瓜汁、芦根水、酸梅汤则效果更好。夏天是冬病夏治的好时期，对于慢性支气管炎、肺气肿、支气管哮喘、腹泻、痹证等易在冬季发作的慢性病，伏夏是最佳的防治时机，可以到专门的医疗机构进行三伏贴治疗，此法对于老年性慢胜支气管炎的治疗效果最为显著。

（3）**秋季养生** 秋季气候由热转寒，是阳气渐收、阴气渐长，由阳盛转变为阴盛的关键时期，人体阴阳的代谢也开始向阳消阴长过渡。因此，秋季养生，应着眼于一个"养"字。

情志调养：秋属金，内应于肺。肺在志为忧，悲忧易伤肺。秋天气候渐转干燥，日照减少，气温渐降，草枯叶落，花木凋零，易产生忧郁、烦躁等情绪变化，将会损伤肺气。而肺气虚弱则会导致机体对不良刺激的耐受性下降，又易滋生悲忧情绪。因此，秋季应当保持神志安宁，收敛神气，戒躁戒郁，以适应秋天容平之气。

起居调养：秋季应当早卧早起，早卧可以顺应阳气收敛之势，而早起可以使肺气得以舒展，防止收敛太过。初秋暑气未尽，而凉风时至，天气变化无常，应多备几件秋装，酌情增减衣物。

饮食调养：秋天宜收不宜散，所以要尽可能少食葱、姜等辛热发散的食物，应适当食用酸味以帮助收敛补肺。秋天气燥，可适当食用如芝麻、糯米、粳米、蜂蜜、枇杷、菠萝、乳制品等柔润的食物，以益胃生津，利于健康。

运动调养：秋季是开展各种锻炼的好时期，可根据个人具体情况选择不同的锻炼项目。练习秋季吐纳健身法对延年益寿有一定好处。具体做法为：每日清晨洗漱后，于室内闭目静坐，

先叩齿 36 次，再用舌在口中搅动，待口中液满，漱几遍，分 3 次咽下，并用意念送至丹田，稍停片刻，缓缓做腹式深呼吸。吸气时，舌舔上腭，用鼻吸气，用意念将气送至丹田，再将气慢慢从口呼出；呼气时要稍擦口，默念晒字，但不要出声，如此反复 30 次。

防病保健：秋季是肠炎、痢疾、疟疾、乙脑等病的多发季节，因此要搞好环境卫生，消灭蚊蝇；要注意饮食卫生，不喝生水，不吃腐败变质和被污染的食物；可以适当服用板蓝根、马齿苋等中药煎剂；按时接种乙脑疫苗；适当多服一些维生素，还可配合服用一些宣肺化痰、滋阴益气的中药，如人参、沙参、西洋参、百合、杏仁、川贝母等。

（4）**冬季养生**　冬季人体的阴阳消长处于相对缓慢的水平，阳气蛰伏于体内，而阴精开始闭藏、积蓄，为迎接春天的到来做准备。因此冬季养生，应着眼于一个"藏"字。

情志调养：冬属水，与肾相应，肾在志为恐，应当避免恐惧、惊慌、紧张等不良情绪。为了保证冬令阳气伏藏的正常生理不受干扰，要做到精神内守、安静宁和，应控制各种情绪和欲望，保持一种愉悦、空灵、闲适、自在的心态。

起居调养：寒冷的冬季不应扰动阳气，因为冬季"阴成形大于阳化气"，所以要早睡晚起，日出而作，以保证充足的睡眠时间，利于阳气潜藏、阴精积蓄。防寒保暖也需根据"无扰乎阳"的原则，做到恰如其分。衣着过少、过薄，室温过低，既耗阳气，又易感冒；而衣着过多、过厚，室温过高，阳气不得潜藏，寒邪亦易于入侵。冬季还要注意节制房事，以便保精。

饮食调养：冬季饮食对正常人来说，应当遵循"秋冬养阴""无扰乎阳"的原则，饮食既不宜生冷，也不宜燥热，最宜食用滋阴潜阳、热量较高的膳食，如谷类、羊肉、鳖、龟、木耳等。为避免维生素缺乏，还应摄取足量的新鲜蔬菜。冬季阳气衰微，很少出汗，应当减少食盐的摄入量，以便减轻肾脏的负担。对于阳虚体质的个体则应多摄入温热食物，以扶助阳气，抵御严寒。

运动调养：冬日仍要持之以恒地进行自身锻炼，但要注意避免在大风、大寒、大雪、雾露中进行。冬天的早晨由于冷高压的影响，往往会发生逆温现象，空气污染较为严重，此时选择在室内锻炼更有益于健康。

防病保健：冬季是进补强身的最佳时机，但不论食补还是药补，均要根据体质、年龄、性别等具体情况具体分析。冬季是麻疹、白喉、流感、腮腺炎等疾病的多发季节，可使用一些中药进行预防。比如大青叶、板蓝根等，可预防流感、麻疹、腮腺炎；黄芩可以预防猩红热；兰花草、鱼腥草可预防百日咳；生牛膝能预防白喉。冬寒常会诱发或加重支气管哮喘、慢性支气管炎、心肌梗死等心血管病、脑血管病等，因此防寒护阳也是至关重要的。

（三十一）经穴养生：根据中医经络理论，按照中医经络和腧穴的功效主治，采取针、灸、推拿、按摩、运动等方式，达到疏通经络、调和阴阳目的的养生方法。

中医经络学说认为，经络遍布于全身，是人体气血的主要通道，也是联结人体各个部分的基本途径。人体的脏腑、器官、皮毛、孔窍、肌肉、筋腱、骨骼等，就是依靠经络的沟通和联结而成为一个有机整体。经络有经脉和络脉之分，大而深的直行主干称为经脉，小而浅的网状支干称为络脉。腧穴（俗称"穴位"）主要分布在经脉上面，从属于经脉，通过经脉向内连属脏腑。人体生命运动最精华之气"真气"正是在腧穴这一部位游行出入，因此腧穴具备抵御疾病、反映病痛、传入疾病、感受刺激、传入信息等功能。

经穴养生即是按照中医经络和腧穴的功效主治，采取针、灸、推拿、按摩、导引等方式，达到疏通经络、调和阴阳目的的养生方法。在人体经络的循行线路上，分布着数百个穴位，刺激这些穴位便可通过经络的传达作用于体内，不仅可以促进经气的运行，起到促进血行、强肾、强脏气的作用，还能有效治疗各种疾病。

用经穴疗法祛病或养生保健都简便易行、易学易用、安全舒适、功效突出，还有很多养生方法无须掌握那么多经络穴位及反射区域，只要学会几种养生运动方法即可受益，这些方法越来越受到国内外民众的青睐。

1. 经穴养生八段功

（1）按摩头面功

功法：站姿或坐姿，意念集中在头面部，自然呼吸。

第一步，用双手十指前端敲击头部，用力适度，依次从前发际向后发际，从中央到两侧耳根，敲打 2～3 分钟，接着用双手十指梳头 2～3 分钟，顺序同上。

第二步，干洗脸，从上到下，从中向外，重点搓揉眼周、鼻翼、下颏、耳郭前后，按摩 2～3 分钟。

功效：活血化瘀，健脑提神，养颜护发，明目通窍。可防治头痛、眩晕、耳鸣、颈椎病、脱发等疾病。

（2）拍打大椎功

功法：站姿，意念集中在大椎穴。

两手掌分别交替在同侧后甩，用掌面拍打大椎部位，左右各 20 次，或反复多次，稍用力，以局部发热、有痛感为度。

功效：通经活络，振奋阳气，散风解表，除痹起痿。可防治感冒、头痛、肩背酸痛、劳伤等疾病，还可延缓大脑衰老。

（3）捶打胸背功

功法：站姿，两足分开，与肩同宽，意念在前胸后背。

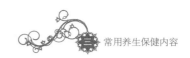

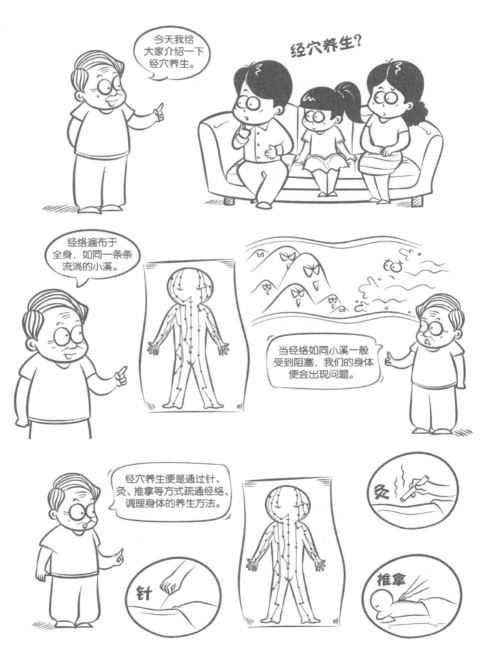

经穴养生是根据中医经络和腧穴的功效主治，达到疏通经络、调和阴阳目的的养生方法。

两手握空拳，一前一后捶打前胸的膻中穴、玉堂穴和后背的至阳穴、灵台穴，每穴各 30 次。双臂放松自如，用力适度。

功效：活血通络，宽胸宣肺，疏肝理气，散结止痛。可防治胸痹、胸闷、咳嗽、气喘、腰背胀痛等疾病。

（4）叩打双臂功

功法：站姿或坐姿，意念集中在被叩的经穴上。

第一步，叩打上臂前侧大肠经的循行部位。左臂伸直下垂，桡侧朝前，右手轻握拳，叩打左臂大肠经线路，经合谷、温溜、曲池、五里、肩髃等穴位，上下往复 20 次。同样，用左手叩打右臂大肠经穴。

第二步，叩打上臂内侧心包经的循行部位。左臂伸直前举，手心朝上，右手轻握拳，叩打左臂心包经线路，经天池、天泉、曲泽、内关、劳宫等穴位，上下往复 20 次。同样，用左手叩打右臂心包经穴。

功效：补益心肺，改善循环，促进代谢，降脂排毒。可防治胸闷、心悸、气短、手臂酸痛无力、头面部生斑长痘等疾病。

（5）掌摩腹部功

功法：站姿，两足分开，与肩同宽，或仰卧位。宜空腹，意念集中在腹部丹田。

右手掌抚按于神阙穴、气海穴，五指分开，左手掌重叠其上，环旋摩揉 100 次，适当用力。然后左、右手交换，再旋揉 100 次。大便正常或便秘者应顺时针旋转，稀便或者慢性腹泻者

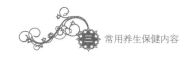

逆时针旋转。

功效：培元固本，益精壮阳，补中益气，通利二便。可防治气虚倦怠、畏寒肢冷、肾虚阳痿、脘腹冷痛、疝气、脱肛及妇女月经不调等。

（6）敲打大腿功

功法：自然站立，意念集中在被敲打的经穴上。

右脚踏在矮凳上，使膝关节弯曲90度左右。右手握拳，敲打右侧胆经的大腿外侧段。自巨髎穴、环跳穴开始，向前经风市穴、中渎穴至膝部阳关穴，从后向前反复用力敲打50次。同样，用左手握拳敲打左侧50次。

功效：益气活血，温经散寒，疏肝利胆，降脂减肥。可防治脂肪肝、胆囊炎、胆结石、高脂血症、寒湿性腰腿痛等疾病。

（7）揉打下肢功

功法：坐在矮凳上，身体自然放松，两足略向前分开。意念集中在被揉打的经穴上。

第一步，双手指合拢，呈杵状，击打两下肢前外侧的胃经循行部位，上自髀关穴，向下经伏兔穴、梁丘穴、足三里穴至丰隆穴，左右同时进行，从上到下击打20遍，然后对每穴位重揉1～2分钟。适当用力，以感到酸困为佳。

第二步，用两拇指指腹，分别按揉两下肢内后侧的肾经循行部位，下自涌泉穴，向上经太溪穴、复溜穴、筑宾穴至阴谷穴，从下至上按揉20遍，左右同时进行，其余四指并拢，附于外侧，可辅助拇指增大力度。

功效：健脾补肾，滋阴壮阳，益气养血，通经活络。可防治脾胃功能失调、虚劳倦怠、肾虚腰酸腿软、性功能减退等疾病。

（8）单足独立功

功法：自然放松站立，双目微闭，双臂略向外侧下垂，先以左足为支撑点，单足站立，意念集中在左足。

汇气血于左足，全神贯注，维持平衡，站立数秒或 1～2 分钟，然后以右足为支撑点，单足站立（方法同左足）。双足交替进行约 20 次。

功效：引血下行，壮腰强筋，潜阳敛阴，安神定志。可防治失眠、健忘、眩晕、高血压、糖尿病、痛风、共济失调等疾病。

以上养生八段功法最好能一次性连续做完，以得到全面养生保健的效果。或者根据各段功法的功效，结合自己身体的具体情况，重点选择几段来练也行。总之，要掌握练功要领，意念专注，用力适度，贵在坚持、有耐心。

2. 时令养生保命之穴

（1）春季保肝重穴——太冲穴、鱼际穴、太溪穴

春季温燥多风，肝易受损，容易得肝病，中医肝病的主要症状是眩晕，与西医高血压、脑中风之类的疾病类似。因此，

春季要注重养肝，每天坚持按揉两侧太冲穴、鱼际穴、太溪穴，可充分保护肝体。

方法：早上起床，先按揉肝经上的太冲穴、肺经上的鱼际穴和肾经上的太溪穴各3分钟；晚上临睡前，先用热水泡脚，然后依次按揉鱼际穴、太冲穴、太溪穴各3分钟，还可以加肺经上的尺泽穴。

（2）夏季养心大穴——阴陵泉穴、百会穴、印堂穴

夏季多暑湿，心易受损。一旦心气受损，邪热内陷，可能出现中暑休克、气短、乏力以及各种皮肤病。每天坚持按揉阴陵泉穴、百会穴、印堂穴，可以振奋阳气，使身心清凉，安然度夏。

方法：每天按揉阴陵泉穴、百会穴、印堂穴，不拘时间，每穴3～5分钟。

（3）秋季护肺宝穴——鱼际穴、曲池穴、迎香穴、合谷穴

秋季的经穴养生要分前、后阶段：

秋季的前半季温燥弥漫，如果不注意，很容易出现鼻干出血、干咳，甚或咳血丝，容易发生呼吸道疾病。每天坚持按揉肺经上的鱼际穴、曲池穴、迎香穴，可以滋养肺气，有效预防鼻炎、咳嗽等难以治愈的呼吸系统疾病。

方法：每天不拘时间，掐揉两侧鱼际穴3分钟；用对侧拇指按压曲池穴，有胀感后向外拨出；双手按在鼻翼两侧的迎香穴上，往上推或反复旋转按揉2分钟。

秋季的后半季凉燥横行，此时应采取温润之法。除按揉肺经上的鱼际穴和大肠经上的迎香穴外，还要加大肠经上的合谷穴。

方法：每天早上出门前，先按揉两侧迎香穴至鼻内湿润。全天不定时地按揉两侧的合谷穴和鱼际穴，每次每穴不得少于3分钟。

（4）冬季补肾要穴——阴陵泉穴、关元穴、肾俞穴

冬季的经穴养生要注重南北之别：

南方多寒湿，应以温阳化湿为养生原则，每天坚持刺激阴陵泉穴、关元穴、肾俞穴，可以固护阳气。

方法：每晚艾灸关元穴5分钟后，喝一杯温开水；再在两侧肾俞穴上拔罐5分钟，起罐后按揉2分钟，每周拔罐2～3次即可。每天坚持按揉阴陵泉穴3分钟。

北方多寒气，应以温阳滋阴为养生原则，应选关元穴、肾俞穴、太溪穴。

方法：每晚临睡前1小时，先泡脚20分钟，然后按揉两侧太溪穴，每穴5分钟；然后艾灸关元穴5分钟，再艾灸两侧肾俞穴5分钟。

（三十二）体质养生：根据不同体质的特征制定适合自己的日常养生方法，常见的体质类型有平和质、阳虚质、阴虚质、气虚质、痰湿质、湿热质、血瘀质、气郁质、特禀质九种。

体质养生是根据个体在形体、功能、心理上存在的特殊性，即体质，采取保持或增进健康的活动。体质影响人对环境的适应能力和对疾病的抵抗能力，以及发病过程中疾病发展的倾向性和治疗效果，从而使得人体的生、老、病、死等生命过程带有明显的个体特异性。体质对疾病的诊断、治疗、预防以及养生保健均有重要意义。体质养生的方法讲究因人而异，辨体施养是体质养生的重要原则。下面，就不同体质的养生方法做简要介绍。

1. 平和体质养生

平和体质是指阴阳平和，脏腑气血功能正常，先天禀赋良好，后天调养得当的个体体质，即一般健康人的体质状态。

（1）**体质特点** 体形匀称健壮，面色红润，有光泽，头发润泽而稠密，富有光泽和弹性，目光有神，鼻色明润，嗅觉通利，唇色红润，无口腔异味。舌质色淡红，舌苔薄白，食欲、睡眠良好，大小便正常，脉和而有神。精力充沛，不容易疲劳，对寒热均有较好的耐受力。平时患病少，肌肉结实，即便得病也能较快恢复。性格随和开朗，乐观积极，对自然环境和社会环境的适应力均较强。

（2）**发病倾向** 平时患病少。由于平和质的人体内阴阳平和，不需用药物来纠正阴阳的盛衰，如果用药物反而容易破坏阴阳平衡。所以，平日养生保健适宜饮食调理，不宜采取药补。平和质的人还应注意顺应自然界的四时阴阳变化，防止外邪的入侵。

（3）**饮食调养** 饮食宜清淡平和，不宜有所偏嗜，否则会破坏身体内环境的平衡。可酌量选用具有缓补阴阳作用的食物以增强体质，如粳米、薏苡仁、豆豉、韭菜、甘薯、南瓜、银杏、核桃、龙眼、莲子、鸡肉、牛肉、羊肉等。平和质的人春季宜食辛甘之品以帮助阳气升发，如韭菜、茼蒿、香菜、豆豉、萝卜、枣、猪肉等，不宜食酸收之味。夏日宜多食辛味助肺制心之品，且饮食宜清淡，不食肥甘厚味，宜食菠菜、黄瓜、丝瓜、冬瓜、桃、李、绿豆、鸡肉、鸭肉等。秋季宜食性润之品以生津液，如银耳、杏、梨、白扁豆、蚕豆、鸭肉、猪肉等，不宜食辛散之品。冬季宜食温补之品以保护阳气，如大白菜、板栗、黑豆、枣、刀豆、羊肉、猪肉等，不宜食寒凉之品。

2. 阳虚体质养生

阳虚体质是由于体内阳气不足，以疲倦怕冷、四肢冰冷、

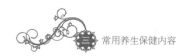

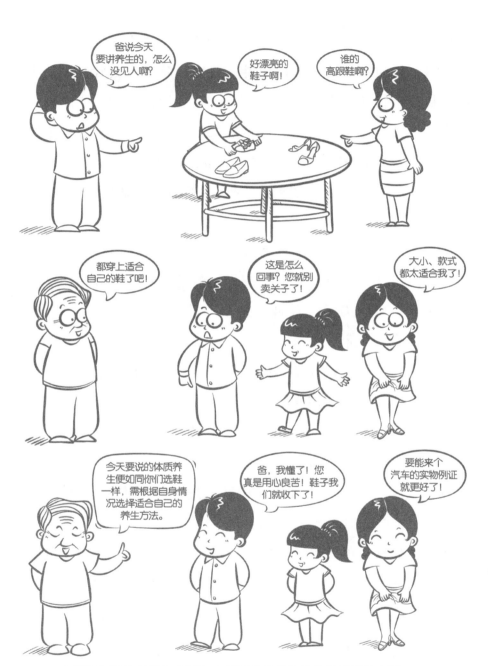

体质养生是根据不同体质的特征制定适合自己的日常养生方法。

133

唇色苍白、嗜睡乏力等各种寒象为主要特征的体质状态。

（1）**体质特点** 多形体白胖，肌肉松软，不健壮，手足不温，畏冷，喜热饮食，精神欠佳，口唇色淡，毛发易落，易出汗，大便溏薄，小便清长。性格多沉静、内向。对外界环境的适应表现为不耐寒邪，耐夏不耐冬，易感湿邪。

（2）**发病倾向** 多为寒证，或易从寒化，易患痰饮、肿胀、泄泻、阳痿等病。

（3）**饮食调养** 以温补脾肾阳气为主，宜适当多吃些甘温的食物。可选用羊肉、猪肚、鸡肉、带鱼、狗肉、麻雀肉、鹿肉、黄鳝、虾、刀豆、荔枝、龙眼、樱桃、杏、核桃、栗子、韭菜、茴香、洋葱、香菜、胡萝卜、山药、生姜、辣椒等，这些食物可补益五脏，补精填髓，强壮体质。不宜多食生冷、苦寒、油腻的食物，如田螺、螃蟹、西瓜、梨、柿子、黄瓜、柿子、苦瓜、丝瓜、冬瓜、芹菜、绿豆、蚕豆、绿茶、冷饮等。

（4）**药物调养** 阳虚者当以补肾温阳、培本固元、强身健体为首要原则。常用于补阳的中药有鹿茸、海狗肾、紫河车、九香虫、补骨脂、杜仲、续断、肉苁蓉、巴戟天、沙苑子、骨碎补、狗脊及胡芦巴等。阳虚体质的调补多在冬季进行，可服用滋补作用较强的膏方，也可采取较为温和的"底补"方式。"底补"就是打基础，采用底补法既可增加滋补效力，又不会发生虚不受补的现象。如选用芡实炖牛肉，或芡实、红枣、花生仁加红糖炖服以调整脾胃功能；也可炖些羊肉，加红枣成羊肉

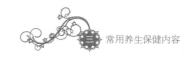

大枣汤，也具有同样的功效。

3. 阴虚体质养生

阴虚体质是指由于脏腑功能失调，出现体内阴液不足、阴虚生内热等主要症状的体质状态。

（1）**体质特点**　体形瘦长，手足心热，易口燥咽干，口渴，喜冷饮，大便干燥，吃辛热食物或熬夜易上火，常出现咽痛，口舌生疮，面色潮红，两目干涩，视物模糊，皮肤偏干，眩晕，耳鸣，睡眠差。舌红少津，少苔，脉象细弦或数。性情多急躁，外向好动，活泼。

（2）**发病倾向**　常患有阴虚燥热的疾病，或病后易表现为阴虚症状。对外界环境的适应表现为不耐热邪，耐冬不耐夏，不耐受燥邪。

（3）**饮食调养**　阴虚体质者以滋阴潜阳为法，宜多食一些滋补肾阴的食物。可常食芝麻、糯米、绿豆、乌贼、龟、鳖、海参、鲍鱼、螃蟹、牛奶、牡蛎、蛤蜊、海蜇、鸭肉、猪皮、豆腐、甘蔗、桃子、银耳、蔬菜、水果等。应少吃辛辣刺激性食品，忌吃温热香燥食品，忌吃煎炸爆炒的食品，忌吃性热上火的食物，忌吃脂肪、碳水化合物含量过高的食物。

（4）**药物调养**　肝肾阴虚容易导致腰腿酸软、五心烦热、眼睛干涩、口燥咽干、烦躁失眠、月经不调等一系列阴虚症状，因此应当以滋养肝阴肾阴为要点。常用来补阴的中药有燕窝、百合、枸杞子、沙参、天冬、黄精、玉竹、天花粉、冬虫夏草、白木耳等。可选用冬虫夏草、石斛、白芍、山茱萸各15克，桑椹、女贞子、旱莲草、熟地黄各25克，煎汤服用，有养肝肾之阴、清虚热、安心神的功效，最适合阴虚人士补肝肾。还可选用四味养阴粥，取山药100克，粳米100克，枸杞子25克，百合25克，加水煮至烂熟，加上调味品即可，既能补气又能养阴。

4. 气虚体质养生

气虚体质是由于体内元气不足，出现气息低弱、脏腑功能状态低下等症状的体质状态。

（1）**体质特点**　其基本特征是形体消瘦或偏胖，体倦乏力，面色苍白，语声低怯，常自汗出，一旦活动则自汗更为明显，心悸食少，舌淡苔白，脉虚弱。如果患病则各种症状加重，或伴有气短懒言、咳喘无力，或食少腹胀、大便溏泄，或脱肛、子宫脱垂，或心悸、怔忡、精神疲惫，或腰膝酸软、小便频多，男子滑精、早泄，女子白带清稀。

（2）**发病倾向**　平素体质虚弱，卫表不固，易患感冒；病后抗病能力弱，容易迁延不愈；易患内脏下垂、虚劳等疾病。

（3）**饮食调养**　气虚体质应通过饮食调养来补气、益气、行气。可用生谷芽、生麦芽之类，去其皮为宜，用来补益胃气，帮助消化和营养输布，使得气血生化有源。注意尽量少吃油炸

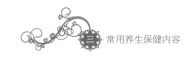

食物，少喝汤水，不给本已虚弱的内脏增加太大的压力。可以常食粳米、糯米、小米、黄米、大麦、山药、粬米、筱麦、马铃薯、大枣、胡萝卜、香菇、豆腐、鸡肉、鹅肉、兔肉、鹌鹑、牛肉、狗肉、青鱼、雌鱼等。

（4）**药物调养**　脾气虚弱，宜选四君子汤或参苓白术散；肺气虚弱，宜选补肺汤；肾气虚弱，多服用肾气丸；气虚严重，可选用人参莲肉汤进行补养。

（5）**膏方调养**　冬虫夏草 10 克，人参 50 克，高丽参 50 克，西洋参 50 克，太子参 50 克，山药 50 克，黄芪 50 克，山楂 50 克，麦芽 50 克，当归 50 克，党参 50 克，制作成膏，加入蜂蜜、冰糖调味。每天清晨取 1 匙，用开水冲服。

5. 痰湿体质养生

痰湿体质是由于体内水液内停而出现痰湿凝聚，导致气机不利、脾胃升降失调的体质状态。

（1）**体质特点**　形体肥胖，身重如裹，腹部肥满松软，嗜食肥甘，神倦，懒动，嗜睡，眼睛红赤，面部皮肤油垢较多，多汗且黏滞，易生痤疮粉刺。口中黏腻或者口干、口苦、口甜，脉濡而滑，平素舌体胖大、苔滑腻。如果患病则咳喘痰多，面色淡黄而暗，眼睑微浮，容易困倦；或者食欲不振，恶心，呕吐，大便溏泻；或者四肢浮肿，按之凹陷，小便不利或浑浊；或者头身困重，关节疼痛重着，肌肤麻木不仁；或者妇女白带过多。

（2）**发病倾向** 易患浮肿消渴、中风、胸痹等疾病。

（3）**起居调养** 不宜居住在潮湿的环境里，在阴雨季节要注意湿邪的侵袭。

（4）**饮食调养** 饮食宜清淡，少食肥甘厚味，酒类也不宜多饮，且勿过饱。多吃些蔬菜、水果，尤其是一些具有健脾利湿、化痰、祛痰的食物，如白萝卜、紫菜、海菜、洋葱、枇杷、白果、大枣、扁豆、红小豆、赤小豆、冬瓜仁、苦杏仁、蚕豆、包菜、粳米等。适当多吃一些能够宣肺、健脾、益肾、化湿、通利三焦的食物，如赤小豆、扁豆、蚕豆、花生、枇杷叶、文蛤、海菜、胖头鱼、橄榄、萝卜、洋葱、冬瓜、紫菜、竹笋等。

（5）**运动锻炼** 痰湿体质的人多形体肥胖，身重易倦，故应长期坚持体育锻炼。可以选择散步、慢跑、球类、游泳、武术、八段锦、五禽戏以及各种舞蹈，活动量应逐渐增强，让疏松的皮肉逐渐转变成结实、致密的肌肉。气功方面以动桩功、保健功、长寿功为宜，加强运气功法。

（6）**药物调养** 重点在于调补肺、脾、肾三脏，可用苓桂术甘汤温阳化饮、健脾利湿。如果因肺的宣降功能异常导致津液输布不利，聚集生痰，则要用二陈汤宣肺化痰。如果因脾失健运，水湿聚集成痰，应当用六君子汤或者香砂六君子汤燥湿健脾。如果是肾虚不能制水，使得水湿泛滥为痰，则要用金匮肾气丸温阳化痰。

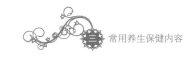

6. 湿热体质养生

湿热体质是以湿热内蕴为主要症状的体质状态。长期居住湿地或者长期饮酒的人容易成为湿热体质。

（1）**体质特点** 形体偏胖或偏瘦，平素面垢油光，易生痤疮，易口苦、口干、身重困倦、心烦懈怠、眼睛红赤等。

（2）**发病倾向** 易患疮疖等疾病。

（3）**饮食调养** 不宜暴饮暴食、酗酒，少吃肥腻食品、甜味品。不吃辛辣油炸食物，少吃大热大补的食物，如辣椒、生姜、大蒜、狗肉、鹿肉、牛肉、羊肉、酒等。宜多食用清化利湿的食品，如莲子、茯苓、红小豆、蚕豆、绿豆、鸭肉、鲫鱼等。多吃富含膳食纤维的果蔬，如冬瓜、丝瓜、葫芦、苦瓜、黄瓜、西瓜、白菜、芹菜、卷心菜、莲藕、空心菜等，有助于保持大小便通畅，防止湿热郁积。

（4）**药物调养** 湿重者以化湿为主，可选用六一散、三仁汤、平胃散等；热重者以清热为主，可选用连朴饮、茵陈蒿汤。根据某些疾病的特殊表现，还可选择加入相应的中药，如湿疹加野菊花、紫花地丁、苦参、白鲜皮等；关节肿痛加桂枝、忍冬藤、桑枝等；腹泻、痢疾加白头翁、地榆、车前子等；血尿可加小蓟、白茅根、石韦等。

（5）**膏方调养** 生黄芪30克，枳壳30克，白术30克，茯苓30克，莲子15克，山药30克，马鞭草30克，泽泻10克，

薏苡仁 30 克，白茅根 30 克，木通 10 克，猪苓 30 克，车前子
20 克，葛根 50 克，制作成膏，加入蜂蜜、冰糖调味。每天清晨
取 1 匙，用开水冲服。

7. 血瘀体质养生

血瘀体质是由于全身血行迟缓不畅，以肤色晦暗、舌质紫
暗等血瘀表现为主要症状的体质状态。多因情绪长期抑郁，或
久居寒冷地区以及脏腑功能失调所致。

（1）**体质特点**　胖瘦均可见，但典型的血瘀体质以形体偏
瘦者居多。肤色晦暗，色素沉着，容易出现瘀斑，指甲增厚、
变硬，身体某些部位有固定的疼痛感，口唇暗淡，舌色暗黑或
有瘀点，舌下络脉紫暗或增粗，脉涩。常见表情抑郁、呆板，
面部肌肉不灵活，容易健忘、心烦易怒，记忆力下降。对外界
环境的适应表现为不耐受寒邪，耐夏不耐冬。

（2）**发病倾向**　因血行不畅，皮毛失去滋养，容易发生瘙
痒症、脱发等，易患肿块以及痛证、血证等。

（3）**情志调养**　典型的血瘀体质绝大多数是因情志不畅、
肝气不舒所致。因此需调养情志，保持积极、愉悦、乐观、豁
达的情绪状态，多与人交流、沟通，多参加团体活动，培养一
些兴趣爱好，让自己沉浸在一种爱好里，体会聚精会神的乐趣。

（4）**起居调养**　坚持早睡早起，不要熬夜，只有在子时之
前睡觉，才能保证肝血更新。在春季和早晨等阳气生发之时，

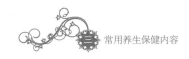

应多做舒展活动，舒发肝气。

（5）**运动调养**　多做一些有益于心脏血脉的活动，以全身各部都能活动，助气血运行为原则，如各种舞蹈、太极拳、八段锦、动桩功、长寿功、内养操、保健按摩术等。

（6）**饮食调养**　多食活血化瘀、软坚散结、疏肝解郁的食物，如黑豆、黄豆、香菇、茄子、油菜、芒果、番木瓜、海藻、海带、紫菜、萝卜、胡萝卜、金橘、橙子、柚子、桃、李子、山楂、醋、玫瑰花、绿茶、红糖、黄酒、葡萄酒等。凡性具寒凉、温燥、油腻、涩滞的食物都应忌食，如乌梅、苦瓜、柿子、李子、石榴、花生仁等。高脂肪、高胆固醇的食物也不可多食，如蛋黄、虾、猪头肉、奶酪等。

（7）**药物调养**　常选用活血养血的中药，如地黄、丹参、红花、鸡内金、川芎、当归、五加皮、地榆、续断、芜蔚子等。方剂有复元活血汤、血府逐瘀汤等。中医认为痛经是因为气滞血瘀、寒湿凝滞、湿热蕴积、气血虚弱、肝肾亏损所致，血瘀体质的女性多有痛经，可服用一些缓解痛经的药茶。用玫瑰花15克，加开水泡成玫瑰花茶，具有理气解郁、活血化瘀的功能，适用于经期腹痛以胀痛为主者。用生姜3片，打碎的大枣5枚，泡制成姜枣茶，具有散寒止痛的功效，适用于痛经之下腹冷痛者。用当归6克，川芎2克，制成当归茶，能够补血活血，适用于经期腹痛、疼痛绵绵、体质虚弱者。

（8）**经络调养**　血瘀体质的人很适合进行推拿、拔罐、刮痧、放血疗法。

8. 气郁体质养生

气郁体质是由于长期忧郁烦闷、心情不舒畅，出现以肝气郁结、气机郁滞为主要症状的体质状态。长期气郁会导致血液循环不畅，严重影响健康。

（1）**体质特点** 形体消瘦或偏胖，面色苍白或萎黄，平素性情急躁易怒，易于激动，或忧郁寡欢，胸闷不舒，经常叹气，舌质淡红，苔白，脉弦。性格多内向，情绪不稳定，忧郁脆弱，敏感多疑。如果患病则胸胁胀痛或窜痛，或乳房及小腹胀痛、月经不调、痛经，或咽中梗阻如有异物，或颈项瘰疬，或胃脘胀痛，或腹痛肠鸣、大便不畅，或气逆上冲、头痛、眩晕。

（2）**发病倾向** 易患郁证、脏躁、百合病、失眠、梅核气、惊恐等疾病。

（3）**情志调养** 此种人性格内向，精神常处于抑郁状态，应当主动寻求愉快体验，多参加社会活动、文体活动，常看喜剧、滑稽剧，听相声，多看有鼓励、激励意义的电影、电视，多听轻快、开朗、激动的音乐，以鼓舞精神。多阅读积极的、励志的、富有乐趣的、展现美好生活前景的书籍，培养开朗、豁达的胸怀。

（4）**饮食调养** 可少量饮酒以活动血脉、提高情绪。多食一些能行气的食物，如佛手、橙子、柑橘、荞麦、韭菜、茴香、

大蒜、火腿、高粱皮、刀豆等。

（5）**药物调养**　常用以香附、乌药、川楝子、小茴香、青皮、郁金等疏肝理气解郁的药组成的方剂。肝气郁结，应疏肝理气解郁，宜用柴胡疏肝饮。气滞痰郁，应化痰理气解郁，宜用半夏厚朴汤。心神失养，应养心安神，宜用甘麦大枣汤。心肾阴虚，应滋养心肾，宜用补心丹合六味地黄丸。若气郁引起血瘀，应配活血化瘀药。

（6）**膏方调养**　当归30克，生地黄150克，酸枣仁150克，柏子仁150克，夜交藤150克，远志15克，玫瑰花35克，八月札35克，佛手35克，浮小麦150克，大枣50克，柴胡15克，黄芩10克，丹皮15克，白术30克，白芍30克，川楝子15克，甘草10g，加蜂蜜150克，白文冰150克，制作成膏。每天早上取1匙，用开水冲服。

9. 特禀体质养生

特禀体质是由于先天或遗传因素造成的一种特殊体质状态，主要包括过敏体质、遗传病体质、胎传体质等。

（1）**体质特点**　先天失常，以生理缺陷、过敏反应等为主要特征。过敏体质者一般无特殊表现；先天禀赋异常者或有畸形，或有生理缺陷。环境适应能力差，尤其过敏体质者容易因季节性过敏引发宿疾。

（2）**发病倾向**　过敏体质者易患药物过敏、花粉症、荨麻疹、过敏性鼻炎等；遗传病体质者易患血友病、先天愚型等；胎传体质者易患"五迟""五软""解颅""胎寒""胎热""胎赤""胎肥""胎痫""胎弱"等。

（3）**起居调养** 特禀体质者生活中要加强锻炼，增强体质，以顺应四时气候的变化；要培育正气，扶正祛邪；要加强调护，尽量避免接触致敏物质。

（4）**饮食调养** 饮食宜清淡、营养均衡、粗细搭配适当、荤素配伍合理。多食用益气固表的食物以及具有补肾益脑、调理脾胃功能的食物，如核桃、无花果、松子、黑芝麻等，水果适合吃猕猴桃、榴莲。应少食辛辣食物、腥膻发物以及含致敏物质的食物，如荞麦、蚕豆、白扁豆、牛肉、鹅肉、鲤鱼、虾、蟹、茄子、酒、辣椒、浓茶、咖啡等。对于过敏性鼻炎见鼻塞、打喷嚏、流清涕者，可食用葱白红枣鸡肉粥。取粳米 100 克、红枣 10 枚（去核）、连骨鸡肉 100 克，分别洗净，姜切片，香菜、葱切末，锅内加水适量，放入鸡肉、姜片，大火煮开，然后放入粳米、红枣，熬 45 分钟左右，最后加入葱白、香菜，调味后即可服用。

（5）**药物调养** 乌梅 15 克，黄芪 20 克，当归 12 克，放砂锅中加水煮开，再用小火慢熬成浓汁，取出药汁后，再加水煮开后取汁，用汁煮粳米 100 克成粥，加冰糖趁热食用。该固表粥具有养血消风、扶正固表的作用。

（6）**膏方调养** 黄芪 50 克，鹿茸 50 克，党参 50 克，白

术 50 克，人参 50 克，五味子 50 克，何首乌 50 克，灵芝 50 克，女贞子 50 克，菟丝子 50 克，枸杞子 50 克，玄参 50 克，天门冬 50 克，麦冬 50 克，北沙参 50 克，肉桂 50 克，巴戟天 50 克，仙茅 50 克，仙灵脾 50 克，生地黄 50 克，黄精 50 克，山药 50 克，肉苁蓉 50 克，锁阳 50 克，杜仲 50 克，蛇床子 50g，加蜂蜜 250 克，白文冰 250 克，制作成膏。每天清晨取一匙，用开水冲服。

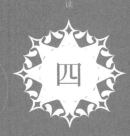

四

常用养生保健简易方法

（三十三）叩齿法：每天清晨睡醒之时，把牙齿上下叩合，先叩白齿 30 次，再叩前齿 30 次。有助于牙齿坚固。

中医认为，牙齿与肾脏有着密切的关系。"肾主骨，齿为骨之余"，肾脏能促进骨骼生长、骨髓生成。牙齿松动，很有可能是因为肾气虚衰或气血不足。每天早晚叩齿，可以使全身经络畅通，同时也可强肾固精，使牙齿坚固。

叩齿时，频率不宜过快，强度宜适中。如在饭后叩齿，须清洁口腔后再行锻炼。在叩齿的同时，可结合咽津的方法，效果会更加明显。

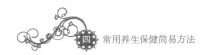
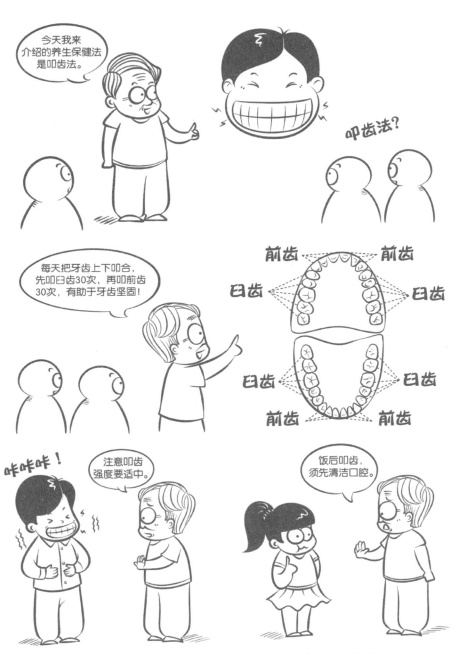

叩齿可以使全身经络畅通，同时也可强肾固精，使牙齿坚固。

（三十四）闭口调息法：经常闭口调整呼吸，保持呼吸的均匀、和缓。

中医认为，舌抵上腭可以接通任督二脉经气的交流，有利于真气运行，从而达到阴阳平衡的目的，并有排除杂念、帮助入静的作用，同时能使唾液的分泌增多，有利于消化和增进食欲。

舌抵上腭时，用鼻呼吸，注意舌尖不要用力过强，宜自然轻抵，否则会引起舌体酸痛或头晕。

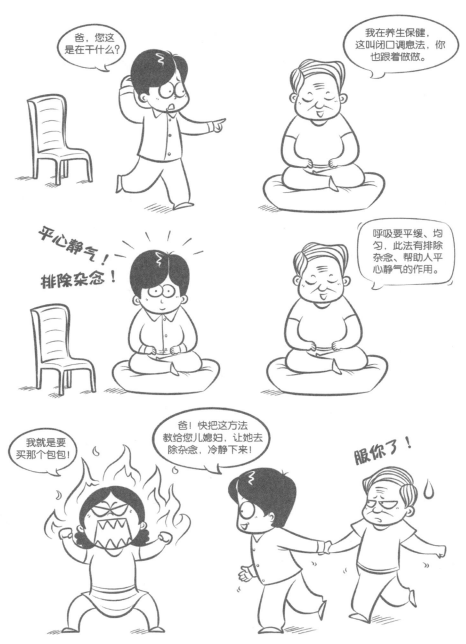

闭口调息有利于真气运行，可达到平衡阴阳的目的。

（三十五）咽津法：每日清晨，用舌头抵住上腭，或用舌尖舔动上腭，等唾液满口时，分数次咽下。有助于消化。

中医认为，唾为肾之液，涎为脾之液，唾与涎同为口津，即唾液。唾液是水谷精气经过变化而生成，具有滋润和濡养人体的作用，因此，古代养生家称唾液为玉泉、甘露、金津玉液等。咽津可以和脾健胃，润泽五脏肌肤，养肾补元，还可补益脑髓。现代医学研究亦证明，唾液内含淀粉酶、溶菌酶和分泌性抗体，能帮助消化，中和胃酸，修补胃黏膜以及杀菌、抗病毒，唾液腺还能合成一些生物活性物质，对自主神经的生长、骨骼的形成、血钠和血糖的调节都有一定的作用。

咽津法常可配合叩齿法一起进行，也可单独进行。

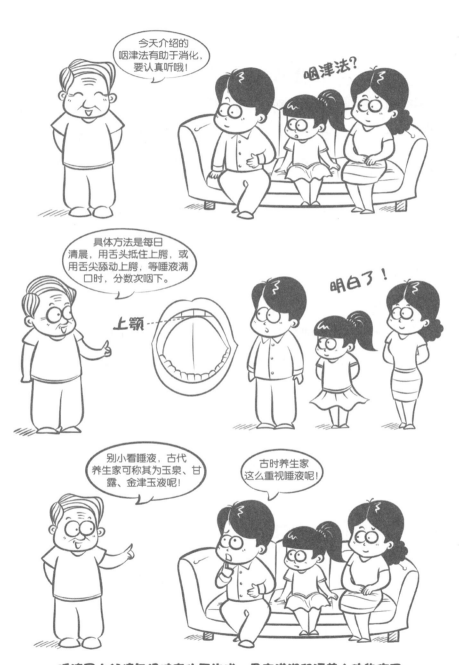

（三十六）搓面法：每天清晨，搓热双手，以中指沿鼻部两侧自下而上，到额部两手向两侧分开，经频而下，可反复10余次，至面部轻轻发热为度。可以使面部红润光泽，消除疲劳。

人体面部毛细血管丰富，搓擦面部，可促进面部的血液循环，同时对面部的经络穴位也是一种轻微的刺激。长期坚持可以滋润皮肤，增加颜面的光泽，增强面部皮肤肌肉的弹性，并有提神明目等作用。

在气候干燥的地区或季节，可先用热水洗脸，擦干后涂上护肤脂、雪花膏等，然后再搓面，可滋润皮肤，防止皲裂。

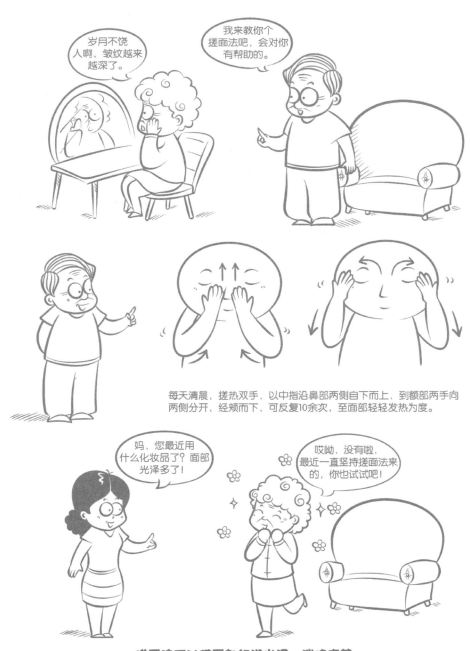

每天清晨，搓热双手，以中指沿鼻部两侧自下而上，到额部两手向两侧分开，经颊而下，可反复10余次，至面部轻轻发热为度。

搓面法可以使面部红润光泽、消除疲劳。

（三十七）梳发：用双手十指插入发间，用手指梳头，从前到后按搓头部，每次梳头50～100次。有助于疏通气血，清醒头脑。

头为"精明之府""诸阳之会""百脉之宗"。经常梳头不仅可以清洁头皮，还能刺激头部经络，促进血液循环，起到营养毛发、减少白发、防治脱发、醒神健脑、增强记忆等作用。

梳发以头皮有温热感为宜，不宜饱食后梳理，以免影响脾胃的消化功能。

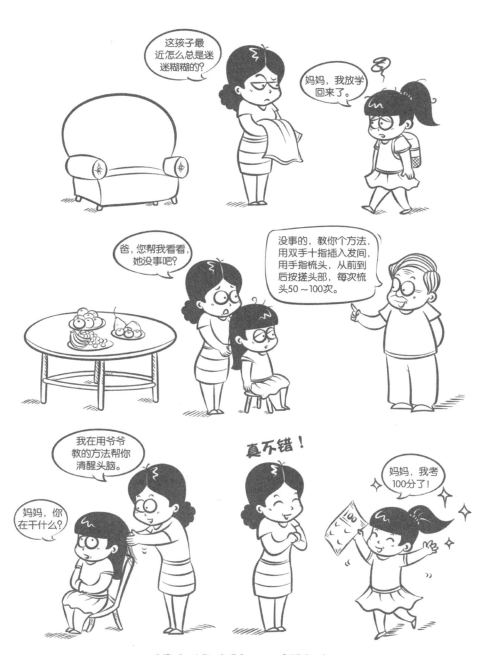

梳发有助于疏通气血，清醒头脑。

（三十八）运目法：将眼球自左至右转动 10 余次，再自右至左转动 10 余次，然后闭目休息片刻，每日可做 4 ～ 5 次。可以清肝明目。

中医认为，肝开窍于目，五脏六腑的精气都上注于目，因此我们常说的闭目养神即是保养五脏六腑的精气。运目不仅可以祛除眼疾，提高视力，防治近视眼，还能调节、放松眼部肌肉，促使眼部血液循环，消除眼部视力疲劳，对眼球有保护和润滑作用。

运目时，动作要缓慢，还要思想集中，呼吸平稳。

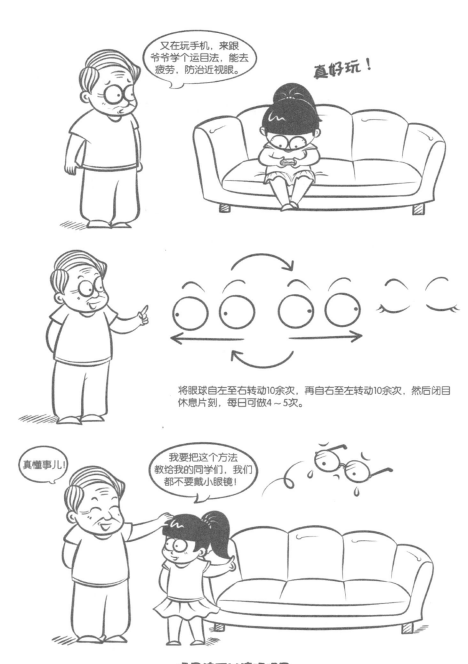

将眼球自左至右转动10余次，再自右至左转动10余次，然后闭目休息片刻，每日可做4～5次。

这目法可以清肝明目。

（三十九）凝耳法：两手掩耳，低头、仰头5～7次。可使头脑清净，驱除杂念。

中医认为，风邪侵犯大脑，或者虚火上炎，都会导致头晕目眩、偏正头痛，久则发展成中风，不能说话，甚至半身不遂。运用凝耳法，可以清除头风，治疗头痛、头晕、虚火上攻之疾。健康人用此法锻炼，能使头脑清净，填补髓海，有养生保健、益寿延年的功效。

此法不拘于任何时间，锻炼时静坐，呼吸要细长、均匀。

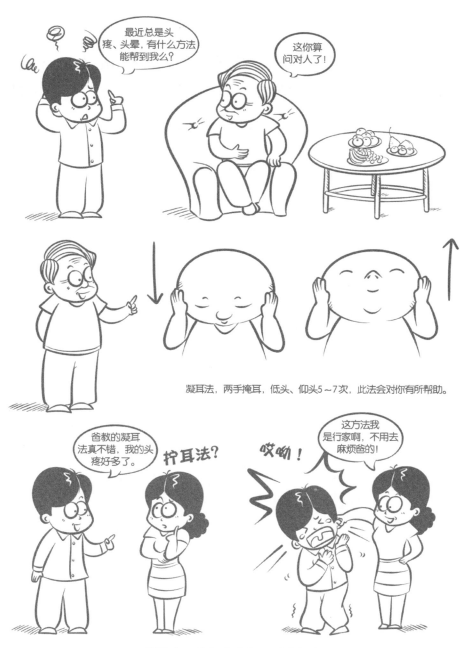

凝耳法，两手掩耳，低头、仰头5～7次，此法会对你有所帮助。

凝耳法可使头脑清净、驱除杂念。

161

（四十）提气法：在吸气时，稍用力提肛门连同会阴上升，稍后，再缓缓呼气放下，每日可做 5～7 次。有利于气的运行。

肛门处于人体经络的督脉处，督脉为"阳脉之海"，具有调节全身诸阳经气的作用；会阴处于人体经络的任脉处，任脉为"阴脉之海"，具有调节全身诸阴经气的作用。经常进行提气运动，不但可以使中气升提、脏腑强壮，还有助于肛肠保健，对肛肠疾病具有防治作用。

对于肛门局部感染、痔核急性发炎、肛周脓肿等患者，不宜采用此法。

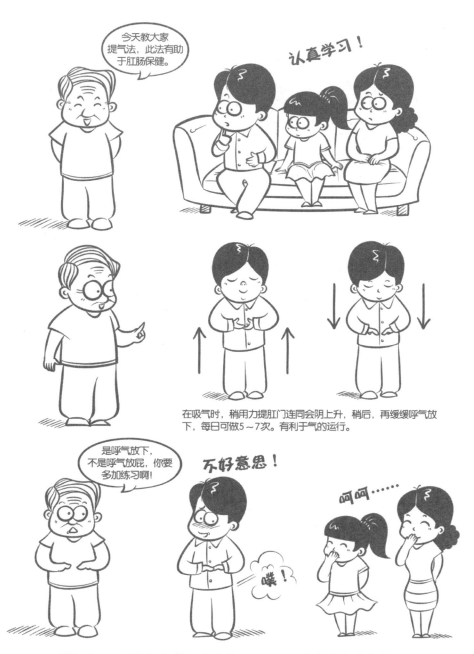

（四十一）摩腹法：每次饭后，用掌心在以肚脐为中心的腹部顺时针方向按摩 30 次左右。可帮助消化，消除腹胀。

中医认为："背为阳，腹为阴。"腹为五脏六腑所在，被喻为"五脏六腑之宫城，阴阳气血之发源"。因此，按摩腹部既可以健脾、助消化、防治脾胃疾病，又可以培植元气、促使气血生化机能旺盛，起到防治全身疾患的作用。

此法操练时须匀速、缓慢、柔和，一般不宜空腹进行。

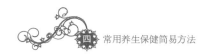

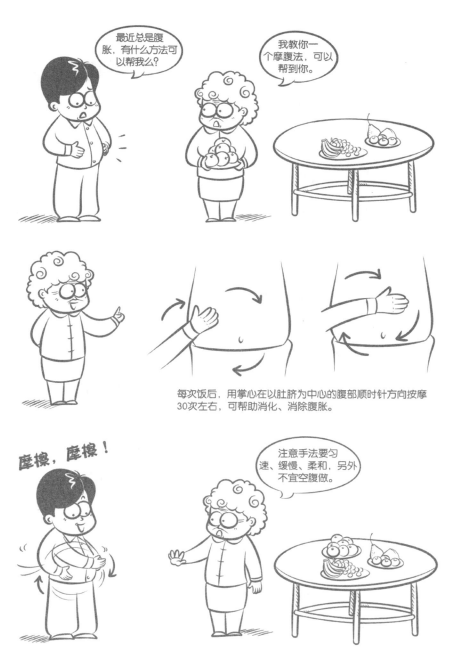

每次饭后，用掌心在以肚脐为中心的腹部顺时针方向按摩30次左右，可帮助消化、消除腹胀。

摩腹法可健脾、助消化，促使气血生化机能旺盛，起到防治全身疾患的作用。

（四十二）足心按摩法：每日临睡前，以拇指按摩足心，顺时针方向按摩100次。有强腰固肾的作用。

中医认为："肾出于涌泉，涌泉者，足心也。"涌泉穴位于足底，是肾经的第一个穴位，"涌泉"意即肾经之气犹如源泉之水始于足下，涌出灌溉周身四肢各处。因此，涌泉穴在人体养生、保健、防病方面显示出重要作用。

经常按摩足心能够调节肾经，补益肾气，起到强肾固腰的作用，还能促进足部血脉通畅，改善局部营养，通畅全身气血，从而解除肢体疲劳，达到抗衰防老、延年益寿的目的。尤其是老年人，若能每日坚持推搓涌泉穴，可使精力旺盛，体质增强，防病能力增强，故有"若要老人安，涌泉常温暖"的说法。

按摩足心时，搽点按摩液或红花油等在足心处效果会更好。但婴幼儿及孕妇不适用此法，女性月经期亦要慎用。

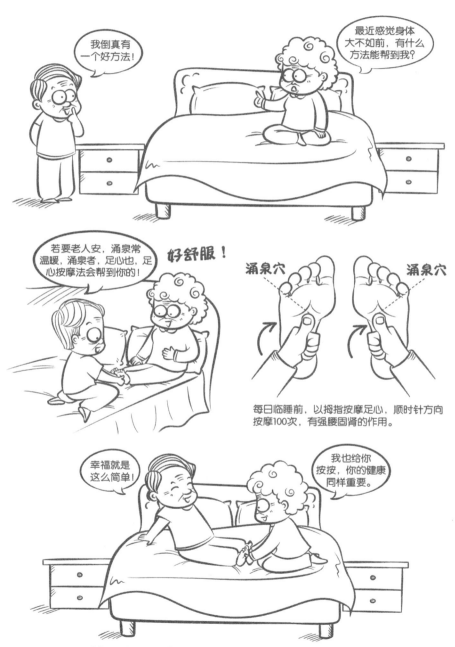

涌泉穴在人体养生、保健、防病方面显示出重要作用。